名院名医 超声疑难病例解析

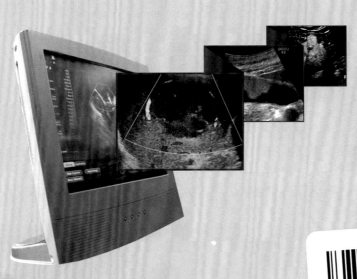

腹部
超声疑难病例解析

康春松 ◎ 主编

科学技术文献出版社
SCIENTIFIC AND TECHNICAL DOCUMENTATION PRESS
·北京·

图书在版编目（CIP）数据

腹部超声疑难病例解析／康春松主编. —北京：科学技术文献出版社，2018.5
ISBN 978-7-5189-4066-0

Ⅰ.①腹… Ⅱ.①康… Ⅲ.①腹腔疾病—超声波诊断 Ⅳ.① R572.04

中国版本图书馆 CIP 数据核字（2018）第 052718 号

腹部超声疑难病例解析

策划编辑：张 蓉　　责任编辑：张 蓉　　责任校对：文 浩　　责任出版：张志平

出 版 者	科学技术文献出版社
地　　　址	北京市复兴路15号　 邮编 100038
编 务 部	(010) 58882938，58882087（传真）
发 行 部	(010) 58882868，58882874（传真）
邮 购 部	(010) 58882873
官方网址	www.stdp.com.cn
发 行 者	科学技术文献出版社发行　 全国各地新华书店经销
印 刷 者	北京地大彩印有限公司
版　　　次	2018 年 5 月第 1 版　 2018 年 5 月第 1 次印刷
开　　　本	787×1092　1/16
字　　　数	457千
印　　　张	23.5
书　　　号	ISBN 978-7-5189-4066-0
定　　　价	168.00元

编委会名单

主　编　康春松

副主编　薛继平　姚浮成　张燕霞

编　者（以姓氏拼音为序）

陈晓燕　陈秀斌　崔荣荣　董　娟

房建秀　冯婷华　郝嫦娟　贾美红

贾姝妮　康晓妍　李慧展　李　帅

李婷婷　吕　虹　门殿霞　苗俊旺

史凯玲　宋　倩　宋世晶　苏莉莉

王智芬　肖文丽　杨青梅　赵哲黠

前言 / Preface

请观看康春松教授精彩访谈

自《浅表组织器官超声疑难病例解析》出版以来，受到读者的一致好评。在此基础上，山西医学科学院·山西大医院超声科又进一步整理了腹部超声病例，病例涉及肝、胆囊、胰腺、脾、肾、输尿管、膀胱、肾上腺、腹膜后及胃肠等，涵盖范围广、病例多、质量高。所有病例均为山西医学科学院·山西大医院超声科日常工作中遇到的典型病例、特殊病例及疑难病例，部分病例在普通书籍中未见讲解，由于发病率较低，仅限于文献中的病例报道，因此本书将会给读者耳目一新的感觉。本书所收集病例亦均来源于"大医超声"微信平台，平台成立已近两年，全科人员始终坚持学习并继续更新内容，为平台不断注入新的活力！

本书共分10章，全书共收集病例209例，1035幅图。书写格式仍从临床疾病概述、超声特征、超声诊断、其他影像学特征及病理诊断等多角度深入分析、学习，并总结诊断思路、诊断体会，逐渐积累诊断经验。与浅表组织器官不同，个别腹部超声病例由于不需要手术或不适宜手术最终未获得病理诊断，但对无病理结果的病例均进行了随访观察或经其他影像学证实。写作过程中，力求文字表达严谨、准确、客观，斟酌用词，推敲字句，反复修改不当之处，望能真正起到指导作用。本书图文并茂、文字流畅、条理清晰，对各级超声诊断医师具有指导意义，对影像学专业师生及相关的临床医师亦有参考价值。

在该书的编写过程中，得到了影像专业前辈及超声工作者的大力支持，前辈们对病例的深入点评及提出的宝贵意见，使之更加完善。此外，科学技术文献出版社的密切配合，亦是写作的动力。在此，一并表示衷心感谢！同时感谢全科人员在书籍创作和"大医超声"微信平台持续更新中的辛苦付出！由于水平和时间所限，书中不足之处、错误和疏漏在所难免。欢迎广大读者和同道们提出宝贵意见，以备今后再版时改正。

编者

Contents 目录

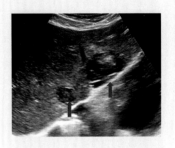

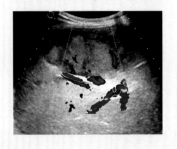

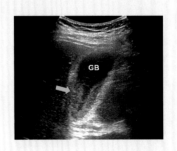

目录
Contents

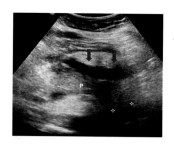

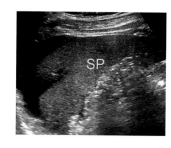

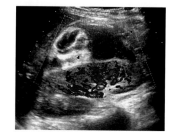

CONTENTS

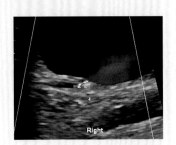

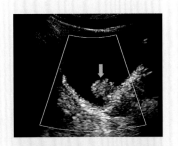

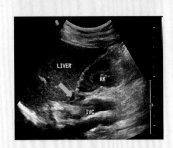

目录
Contents

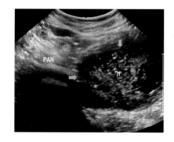
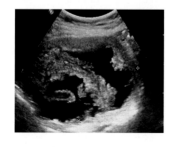

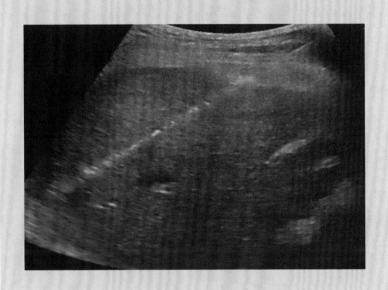

【第一章】

肝

第一节　肝硬化

※ 病史

患者男性，58 岁，乙肝病史 20 余年，腹胀 1 个月就诊。

※ 超声

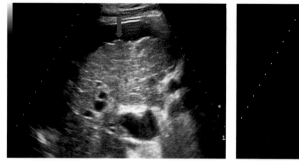

图 1-1-1　肝体积小，被膜不光整，呈"锯齿状"（▲），实质回声弥漫性增粗，
门静脉增宽（宽 1.5cm）

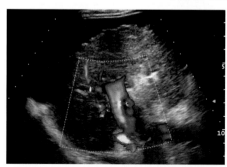
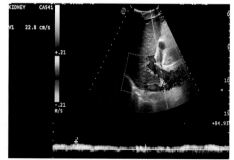

图 1-1-2　肝门静脉为入肝血流，V_{max}=22cm/s
（近第一肝门处测量内径，正常＜ 1.3cm，V_{max}: 15 ~ 25cm/s）

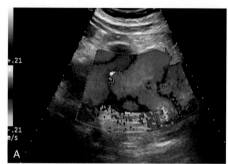
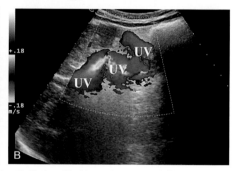

图 1-1-3　食管胃底静脉曲张（图 A），脐静脉开放（图 B），UV: 脐静脉

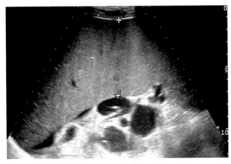
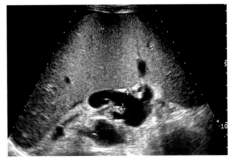

图 1-1-4　脾大（肋间厚 6.1cm），脾静脉扩张（脾门处宽 1.5cm），
正常值：脾肋间厚 3 ～ 4cm，脾门处脾静脉内径＜ 0.9cm

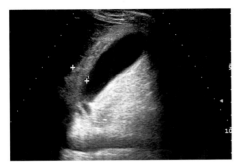
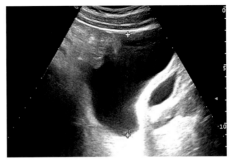

图 1-1-5　胆囊壁增厚、毛糙，腹腔积液

　　超声诊断　肝硬化（图 1-1-1）；门脉高压，侧支循环形成（图 1-1-2，图 1-1-3）；脾大（图 1-1-4）；胆囊继发性改变，腹腔积液（图 1-1-5）。

※ 其他影像——CT

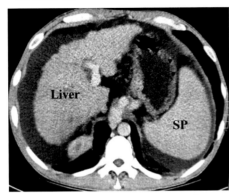
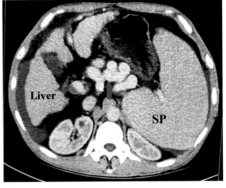

图 1-1-6　CT 显示肝脏各叶比例失调，肝边缘可见波浪样改变，肝内密度尚均匀，
未见异常结节，脾大，腹腔积液，脐静脉开放（🔼），胃底静脉曲张（🔼），Liver：肝，SP：脾

　　CT 诊断　肝硬化，门脉高压，侧支循环形成，脾大，胆囊继发性改变，腹腔积液（图 1-1-6）。

※ 评述

疾病概述

◆ 肝硬化是各种慢性肝病发展的晚期阶段；

◆ 病因：病毒性肝炎（最常见，占 60%～80%）、慢性酒精中毒、胆汁淤积、肝静脉回流受阻、血吸虫感染等；

◆ 临床表现

（1）代偿期：症状不明显，或消化系统症状；

（2）失代偿期：门脉高压、腹水、脾大、肝功能损伤；

◆ 并发症：食管胃底静脉曲张破裂出血、感染、肝性脑病、原发性肝癌、门静脉血栓等。

发病机制（图 1-1-7）

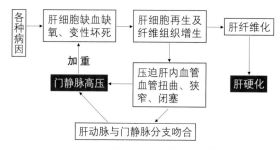

图 1-1-7　肝硬化发病机制流程图

超声表现

代偿期

◆ 常无明显异常声像图表现，有时可见肝轻度增大、实质回声增粗，不易诊断。

失代偿期：超声图像较典型

◆ 肝形态失常，体积缩小，以右叶为著，左叶及尾状叶相对较大；

◆ 肝表面不光整，呈"锯齿状"；

◆ 实质回声增粗不均匀，有时可见散在分布的结节样回声（再生结节或恶性结节）；

◆ 门静脉系统增宽、脾大；

◆ 侧支循环开放（脐静脉、食管胃底静脉等）；

◆ 胆囊壁增厚、毛糙；

◆ 腹水。

门静脉高压超声诊断参考标准：

◆ 确诊条件（具备条件之一）

（1）门静脉双向或离肝血流；

（2）确认有门 - 体侧支循环；

◆ 提示条件（具备条件之一）

（1）门静脉主干血流速度＜ 10cm/s；

（2）门静脉狭窄或闭塞，门静脉海绵样变；

（3）脐静脉再通并见离肝血流；

（4）胃左（冠状）静脉增粗、纡曲；

（5）门静脉多普勒频谱随呼吸的波动消失；

（6）脾大，脾静脉直径＞ 9mm。

体会

代偿期

◆ 对慢性病毒性肝炎、长期大量饮酒者，应着重观察肝的大小、形态、实质回声；

◆ 超声表现为肝轻度增大、回声增粗时，应报"肝弥漫性病变"，提示临床除外早期肝硬化。

失代偿期

◆ 肝硬化背景下易发生肝癌，应重点观察肝内有无结节；

◆ 再生结节与小肝癌表现相似，常规超声鉴别困难，须行超声造影或增强 CT 进一步检查，影像学表现不典型者可行穿刺活检；

◆ 食管胃底静脉曲张破裂出血是最常见并发症，可引起失血性休克、诱发肝性脑病，应重点观察；

◆ 观察门静脉内有无栓子，并鉴别栓子性质，血栓无血流信号；瘤栓可侵犯静脉管壁，常合并肝内实性占位，超声造影时瘤栓可强化。

超声价值

◆ 结合病史，声像图典型者可提示，不典型者须随访观察；

◆ 动态随访观察病情，检出并发症；

◆ 超声造影可区分肝内结节及门静脉栓子性质，必要时可对病灶行超声引导下穿刺活检；

◆ 超声引导下穿刺引流腹水，辅助临床治疗；

◆ 超声弹性成像可测量肝硬度；

◆ 为临床 Child-Pugh 分级提供依据，评价预后。

Child-Pugh 分级法（表 1-1-1）

◆ A 级 5～6 分（预后最好，1～2 年存活率 85%～100%）；

◆ B 级 7～9 分（1～2 年存活率 60%～80%）；

◆ C 级 10～15 分（预后最差，1～2 年存活率 35%～45%）。

表 1-1-1　Child-Pugh 分级评分标准

指标	异常程度记分		
	1分	2分	3分
肝性脑病（期）	无	I～II	III～IV
腹水	无	轻（易消退）	中度以上（难消退）
血清胆红素（μmol/L）	< 34	34～51	> 51
血清清蛋白（g/L）	> 35	28～35	< 28
凝血酶原时间延长（s）	< 4	4～6	> 6

第二节 原发性肝癌

※ 病史

患者男性，71岁，既往肝炎病史，体检发现肝硬化2个月，查体：（-）。

※ 超声

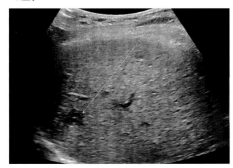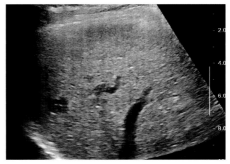

图 1-2-1 肝右后叶实性低回声占位，大小为 1.6cm×1.4cm，边界清楚，形态规则，未见明显血流信号

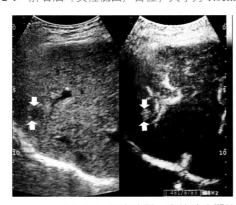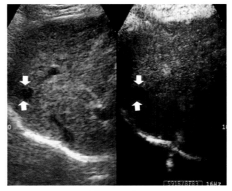

图 1-2-2 超声造影：病灶动脉期快速整体强化，实质期明显廓清（↑）

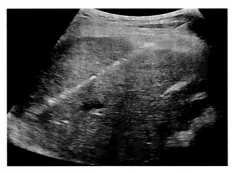

图 1-2-3 对病灶穿刺活检

超声诊断　肝右后叶实性低回声占位（图 1-2-1 ～ 图 1-2-3 ）。

※ 病理

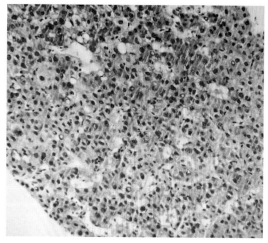

图 1-2-4　癌细胞异型性大，可见核仁，易见病理学核分裂象（HE，×200）

病理诊断　肝细胞肝癌（图 1-2-4 ）。

※ 射频消融

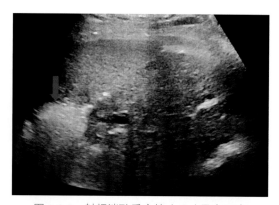

图 1-2-5　射频消融后病灶（ ↑ ）呈高回声

超声引导下肿瘤射频消融术

于超声引导下进针，14G 多弹头射频消融针，连接射频仪，开启射频，消融区组织温度升高、坏死，电凝针道，拔出射频针，肿物射频消融后，病灶呈高回声（图 1-2-5 ）。

2 个月后复查（图 1-2-6，图 1-2-7）

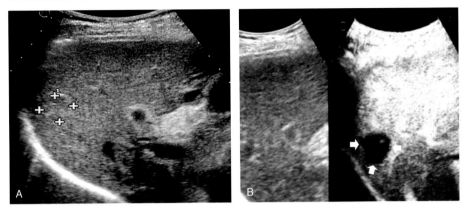

图 1-2-6　二维超声显示病灶呈高回声（图 A）；超声造影显示病灶始终无强化，病灶坏死（图 B）（↑）

10 个月后复查

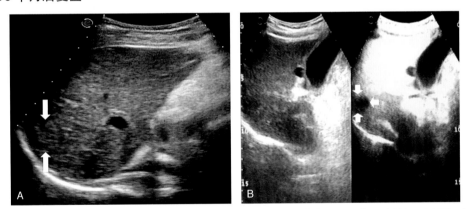

图 1-2-7　二维超声显示病灶呈高回声（图 A）；超声造影显示病灶始终无强化，病灶坏死（图 B）（↑）

※ 评述

疾病概述

◆ 原发性肝癌是我国常见恶性肿瘤之一，手术切除为肝癌首选治疗措施，大部分患者发现时已为中晚期或肝功能储备不足无法手术；

◆ 近年来，酒精注射、射频消融、经皮肝动脉栓塞等非手术治疗得到临床广泛应用，其中射频消融因其操作简单、创伤小、恢复快、可反复多次治疗等优点应用较为广泛。

原发性肝癌射频消融主要适应证

◆ 直径 ≤ 5cm 的单发肿瘤和最大直径 ≤ 3cm，数量在 3 个以内的原发、复发或转移性肿瘤；

◆ 肝功能 Child-Pugh 分级 A 或 B 级，无严重凝血功能障碍和心、肝、肾、脑功能障碍；

◆ 肿瘤距离胆总管、左右肝管、胆囊、胃肠道距离在 0.5cm 以上；

◆ 尤其适应于部位特殊、手术切除困难、肝功能差或门静脉高压不能耐受手术切除的肝癌。

原发性肝癌射频消融禁忌证

◆ 严重的器官功能衰竭、意识障碍或不能配合者；

◆ 弥漫型肝癌；

◆ 广泛门静脉癌栓、肝外胆管癌栓、肝静脉癌栓、下腔静脉癌栓；

◆ 活动性胆系感染、败血症；

◆ 肝功能 Child-Pugh C 级，有不可纠正的凝血功能障碍和出血倾向；

◆ 近期有门静脉高压、食管静脉曲张破裂大出血者；

◆ 装有心脏起搏器。

疗效评价及随访

◆ 治疗后采用常规超声、超声造影、增强 CT 等影像检查结合肿瘤标记物（AFP）判断疗效；

◆ 肿瘤完全灭活标准：影像学表现为消融区域超越肿瘤、边缘清晰、超声造影后无增强；

◆ 定期随访：每 1 ~ 2 个月复查 AFP1 次，每 2 ~ 3 个月复查增强 CT 或超声造影 1 次。

第三节 继发性肝癌

病 例 1

※ 病史

患者男性，76 岁，胃癌根治术后 1 年余。

※ 超声

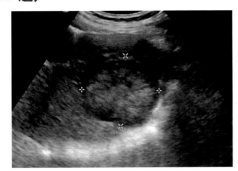
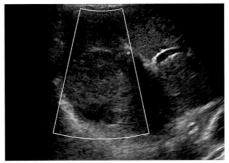

图 1-3-1 肝右前叶等回声占位，大小为 5.6cm×4.9cm，边界清楚，形态规则，
周边低回声晕，未见明显血流信号

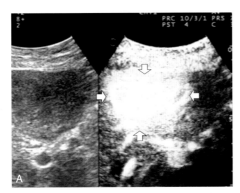
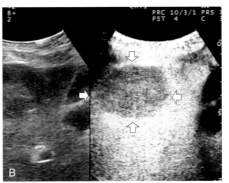

图 1-3-2 超声造影（快进快出）显示 21 秒快速均匀增强（图 A），
26 秒达高峰，44 秒秒开始消退（图 B）（个）

超声诊断 肝右前叶实性占位，考虑恶性、继发性（图 1-3-1，图 1-3-2）。

※ 病理

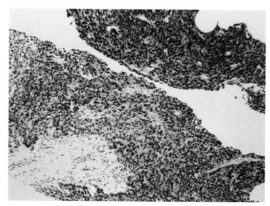

图 1-3-3 低分化腺癌组织弥漫性浸润，
肿瘤细胞异型性明显（HE，×100）

穿刺病理 考虑转移性低分化腺癌（图 1-3-3）。

病 例 2

※ 病史

患者女性，65 岁，腹部憋胀不适半年。

※ 超声

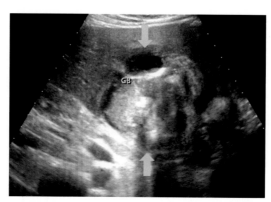

图 1-3-4 胆囊体积增大，轮廓不清楚，回声杂乱、不均匀（ ⬆ ），
胆囊壁不完整，与肝实质分界不清楚，GB：胆囊

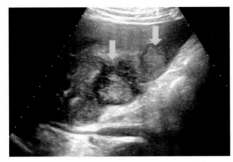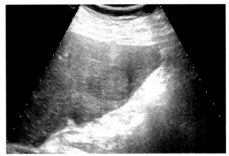

图 1-3-5　肝内多发类圆形等回声结节（↑），边界清楚，形态尚规则，周边低回声晕

超声诊断　胆囊轮廓不清、回声杂乱，与肝实质分界不清，考虑胆囊恶性占位（图 1-3-4）；肝内多发实性占位（图 1-3-5），考虑 MT（MT：转移性肿瘤）。

※ 其他影像——MRCP

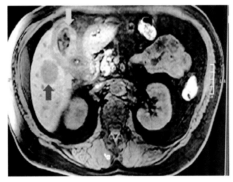

图 1-3-6　磁共振胰胆管造影（MRCP）显示胆囊壁增厚累及肝（↑），肝内多发低信号影（↑）

MRCP 诊断　胆囊壁增厚累及肝、肝内多发占位，考虑胆囊癌伴肝内多发转移（图 1-3-6）。

※ 其他影像——CT

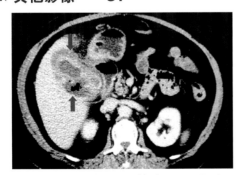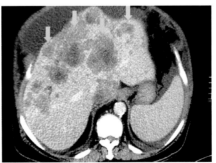

图 1-3-7　CT 显示胆囊壁弥漫性增厚（↑），与周围肝组织分界不清楚，肝内多发低密度灶（↑）

CT诊断　胆囊癌侵犯肝并肝内多发转移（图1-3-7）。

穿刺病理　符合转移性腺癌。

病　例　3

※ 病史

患者女性，35岁，恶性小肠间质瘤。

※ 超声

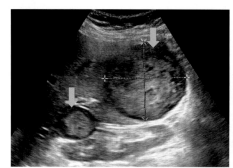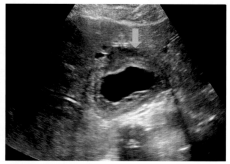

图1-3-8　肝内多发大小不等类圆形等回声结节（⬆），
边界清楚，形态规则，周边低回声晕，部分中央可见液化坏死

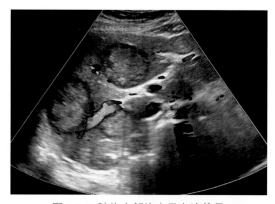

图1-3-9　肿物内部均未见血流信号

超声诊断　肝多发实性占位，部分伴液化坏死，考虑恶性、继发性（图1-3-8，图1-3-9）。

穿刺病理　符合转移性胃肠道间质肿瘤。

病 例 4

※ 病史

患者女性，58 岁，右乳浸润性导管癌术后 1 年余。

※ 超声

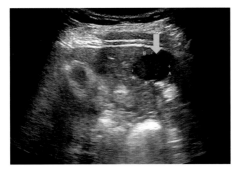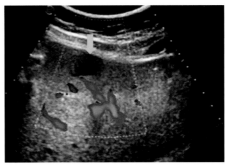

图 1-3-10　肝左外叶偏低回声结节（ ），大小为 3.1cm×2.7cm，
边界清楚，形态规则，未见明显血流信号

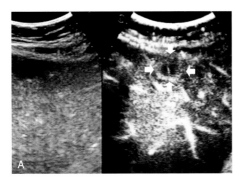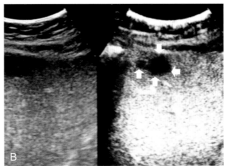

图 1-3-11　超声造影（快进快出）显示 18 秒周边环状增强（图 A），
内部低增强、24 秒达高峰、30 秒开始消退（图 B），呈"黑洞征"（ ）

超声诊断　肝左叶实性占位，考虑恶性、继发性（图 1-3-10，图 1-3-11）。

穿刺病理　符合转移性浸润性癌。

※ 评述

疾病概述

◆ 继发性肝癌又称肝转移癌，较常见；

◆ 播散途径：血行、淋巴管、直接侵犯；

◆ 早期无明显症状，转移灶较大时出现肝区疼痛、肿块甚至腹水、黄疸等；

◆ 常为多发；

◆ 大小不一、数目不等；

◆ 病理形态与其原发病灶相似，保留原发病灶的特征。

超声特点

◆ 多发，类圆形，无包膜；

◆ 各种形态及声像图可单独存在，也可同时并存；

◆ 特征性声像图："靶环征"；

◆ 超声造影："快进快出""黑洞征"。

鉴别诊断

◆ 须与原发性肝癌、肝血管瘤等鉴别；

◆ 鉴别要点：AFP、原发病灶、声像图特点；

◆ 当缺乏原发病灶证据时，有时与原发性肝癌不易区别。

第四节　肝血管瘤

病 例 1

※ 病史

患者女性，54 岁，体检发现肝肿物，无明显不适。

※ 超声

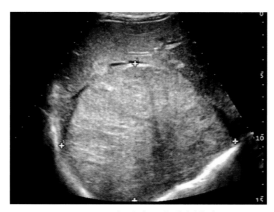

图 1-4-1　肝右后叶不均质实性肿物

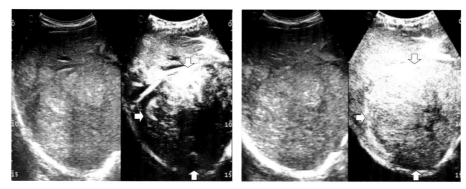

图 1-4-2　超声造影显示早期环状强化，逐渐向内充填、大部强化（↑）

超声诊断　肝右后叶实性占位，考虑肝血管瘤（图 1-4-1，图 1-4-2）。

※ 其他影像

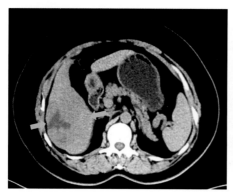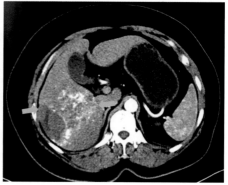

图 1-4-3　CT 显示肝右叶类圆形低密度影（ ⬆ ），病灶密度不均匀，
与周围肝实质分界欠清楚，增强扫描病灶周边呈结节状明显强化

CT 诊断　肝右后叶血管瘤（图 1-4-3）。

MRI 诊断　肝右后叶异常信号影，血管瘤？

※ 病理

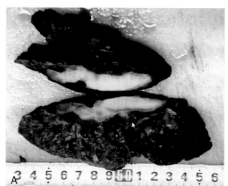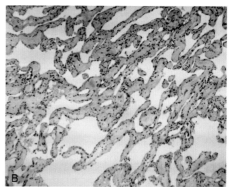

图 1-4-4　肝血管瘤病理组织图

A. 肿物表面灰绿色，粗糙，切面灰红、灰黄色，部分区域胶冻样，质软；
B. 可见多发扩张血管，内衬扁平内皮细胞，管腔内可见机化血栓（HE，×100）

病理诊断　血管瘤（图 1-4-4）。

病 例 2

※ 病史

患者女性，54 岁，体检发现肝肿物，无明显不适。

※ 超声

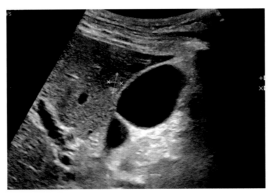

图 1-4-5　肝右叶胆囊旁不均质实性占位，大小为 0.9cm×0.6cm，全腹 CT 扫查未见异常

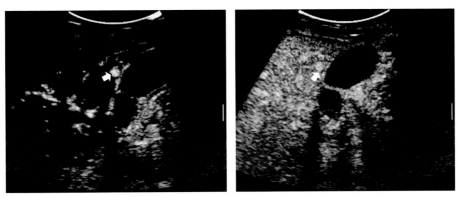

图 1-4-6　超声造影显示动脉期结节状强化，门静脉期无消退（个）

超声诊断　肝右叶胆囊旁小结节，考虑肝血管瘤（图 1-4-5，图 1-4-6）。

病 例 3

※ 病史

患者女性，55 岁，中度脂肪肝。

※ 超声

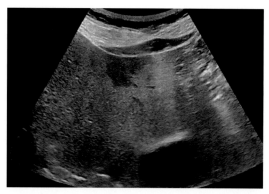

图 1-4-7 肝左叶片状低回声区，边界不清楚，形态不规则

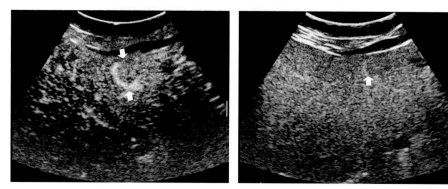

图 1-4-8 造影超声显示环状强化，逐渐向内充填，至实质期完全强化（个）

超声诊断 肝左叶实性结节，考虑肝血管瘤（图 1-4-7，图 1-4-8）。

※ 评述

疾病概述

◆ 肝血管瘤分毛细血管瘤、海绵状血管瘤；

◆ 成年女性多见，除较大海绵状血管瘤外，一般无症状，一般不做特殊处理。

超声表现

◆ 二维超声：小血管瘤一般多发，高回声，无包膜，边界清楚，部分有"浮雕感"，部分可见筛孔样征象；

◆ 体积较大时多为低回声，也可高回声、混合回声，无包膜，边界清楚；

◆ 超声造影：早期周边环状、结节状高增强，持续强化，逐渐向中央充填（呈"早出晚归"）。

超声价值

◆ 血管瘤二维超声表现多较典型，超声易于发现，结合超声造影一般可明确诊断；

◆ 血管瘤仍须与肝其他肿瘤相鉴别，发现肝实性占位，一般须行超声造影或增强影像学检查。

鉴别诊断

◆ 肝囊肿

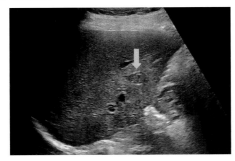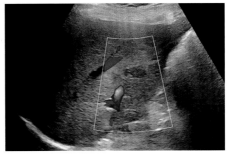

图 1-4-9　肝右前叶低回声结节（　），未见明显血流信号，CT 显示肝右前叶略高密度结节影

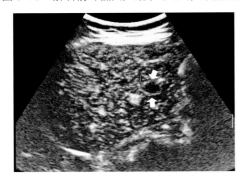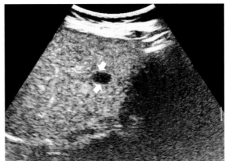

图 1-4-10　超声造影显示结节三期均不强化（　）

超声诊断　肝右前叶低回声结节，考虑肝囊肿（图 1-4-9，图 1-4-10）。

◆ 非均匀性脂肪肝

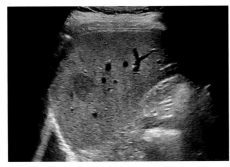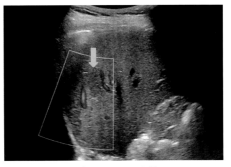

图 1-4-11　轻度脂肪肝，肝右叶实性结节（　），未见明显血流信号

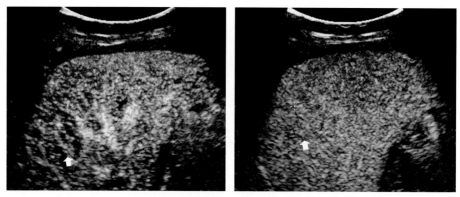

图 1-4-12　超声造影显示结节与肝实质同步增强，同步消退（↑）

超声诊断　肝右叶实性结节，考虑非均匀性脂肪肝（图 1-4-11，图 1-4-12）。

◆ 肝转移癌

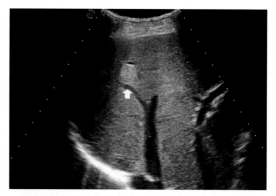

图 1-4-13　胃癌术后 3 个月复查，肝右叶实性高回声结节（↑）

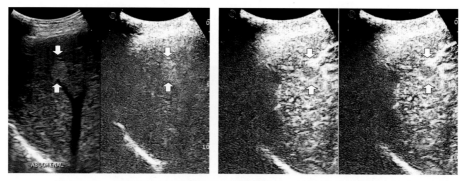

图 1-4-14　超声造影显示结节早于肝实质强化，快速消退、廓清（↑）

超声诊断　肝右叶实性结节，考虑 MT（图 1-4-13，图 1-4-14）。

第五节 肝脓肿

病 例 1

※ 病史

患者女性，50岁，上腹疼痛伴发热7天余，体温高达38.9℃，查体：右上腹压痛，白细胞：10.9×10^9/L。

※ 超声

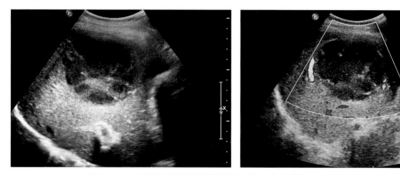

图 1-5-1 肝右叶不均质回声包块，大小为 7.2cm×6.6cm，
内部多发液性区，后方回声增强，少量血流信号

超声诊断 肝右叶不均质回声包块，肝脓肿可能（图 1-5-1）。

临床 行引流术，引流出黄色脓液。

1 周后复查（图 1-5-2）

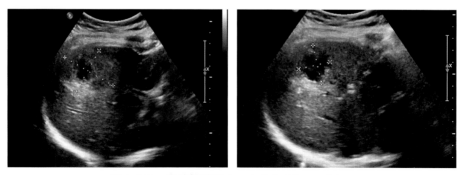

图 1-5-2 病灶较前缩小，大小为 5.3cm×4.4cm

病 例 2

※ 病史

患者男性，52岁，间断发热1个月，体温最高40℃，查体：肝区叩击痛，白细胞：16.7×10⁹/L。

※ 超声

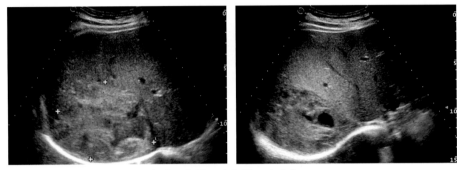

图 1-5-3　肝右叶不均质回声包块，大小为 9.3cm×7.1cm，
内部见散在不规则低无回声区，边界不清楚

超声诊断　肝右叶不均质回声包块，结合病史考虑肝脓肿（图 1-5-3）。

※ 其他影像——CT

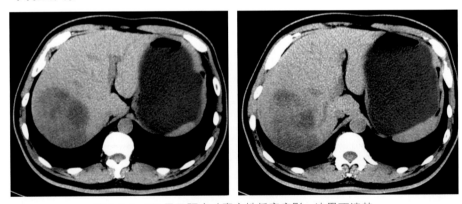

图 1-5-4　CT 显示肝右叶囊实性低密度影，边界不清楚

CT诊断　肝右叶囊实性肿块，肝脓肿可能（图 1-5-4）。

消炎治疗 2 周后复查（图 1-5-5）

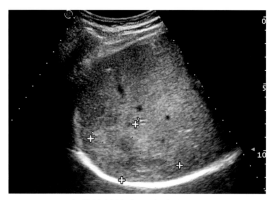

图 1-5-5　病灶较前缩小，大小为 7.7cm×4.0cm

※ 评述

疾病概述

◆ 肝脓肿是常见的肝感染性疾病，由细菌感染或阿米巴原虫引起；

◆ 病理：炎症、液化坏死、脓肿形成；

◆ 临床症状

（1）细菌性，起病急，寒战、高热、右上腹痛、肝区叩痛；

（2）阿米巴性，多发生于阿米巴痢疾后，起病缓慢，症状较轻，右上腹痛。

◆ 感染途径

（1）胆道系统 化脓性胆管炎时细菌沿胆管系统上行感染；

（2）肝动脉 细菌可沿肝动脉进入肝；

（3）门静脉 坏疽性阑尾炎、细菌性痢疾等，细菌可沿肠系膜静脉系统进入门静脉；

（4）开放性肝损伤。

◆ 实验室检查：白细胞计数增高。

超声表现

◆ 早期：肝内不均质低回声区，边界不清楚；

◆ 进展期：出现液性区；

◆ 吸收期：病灶明显缩小；

◆ 超声造影：动脉期整体或厚壁环状高增强，液化坏死区无增强，门脉期及延迟期等增强。

鉴别诊断

肝恶性肿瘤

◆ 无发热、白细胞增多等感染性症状；

◆ 声像图占位效应明显，坏死液化多位于中央，坏死区多不规则；

◆ 超声造影表现为"快进快出"；

◆ 难以鉴别时行超声引导下穿刺活检。

第六节　多囊肝

※ 病史

患者女性，48 岁，体检发现多囊肝 2 个月。

※ 超声

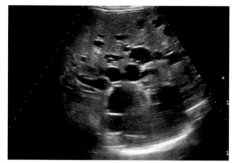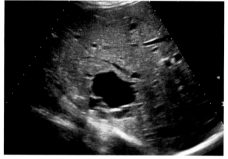

图 1-6-1　肝形态饱满，左右叶均可见多发大小不等无回声区，彼此不相连通

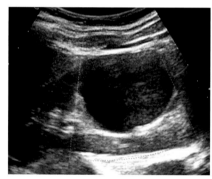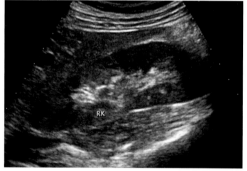

图 1-6-2　左肾中部实质内可见类圆形无回声区，右肾未见异常

超声诊断　多囊肝（图 1-6-1）；左肾中部单发囊肿（图 1-6-2）。

※ 其他影像——CT

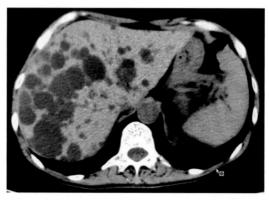

图 1-6-3 CT 显示肝体积大，形态饱满，其内可见弥漫分布大小不等的类圆形低密度灶，部分融合

CT 诊断 多囊肝（图 1-6-3）。

※ 评述

疾病概述

◆ 多囊肝大多数为先天性、家族性、遗传性，系肝内胆小管发育障碍所致（在胚胎发育时期，多余的胆管自行退化而不与远端胆管连接；若肝内多余胆管未发生退化和吸收，并逐渐呈分节状和囊状扩张，则可形成多囊肝）；

◆ 常伴多囊肾、胰腺囊肿、肺或脾囊肿及其他畸形，如脑动脉瘤、双输尿管、马蹄肾或室间隔缺损等；

◆ 多囊肝的囊肿为多发性，多累及全肝，肝增大变形，肝表面可见大小不一的灰白色囊肿，大小相差悬殊，肝切面呈蜂窝状，囊内含清亮的无胆汁液体；

◆ 囊肿亦可局限于一肝叶，以右叶受累较多；

◆ 囊肿一般随年龄增加而缓慢增大，多数 35 ~ 50 岁出现症状体征；

◆ 约 1/3 患者为无意间扪及上腹部肿块就诊或体检发现，临床首先表现为消化道症状；

◆ 囊肿间一般为正常肝组织，久病者可出现纤维化和胆管增生，晚期可引起肝功能损害、肝硬化和门脉高压；

◆ 分型：典型多囊肝、非典型多囊肝（微泡型）。

声像图特点

典型多囊肝

◆ 肝大、被膜凹凸不平，形态失常；

◆ 肝实质内多发大小不等无回声区；

◆ 囊肿之间实质回声正常；

◆ 常合并其他内脏多囊性病变。

非典型多囊肝（微泡型）

◆ 肝不同程度增大，被膜粗厚、锯齿状；

◆ 实质回声弥漫性非均匀性增强；

◆ 分布杂乱的等号状、短棒状、点片状强回声，常合并其他内脏多囊性病变；

◆ 仅显示少数散在毫米级无回声。

鉴别诊断

典型多囊肝

◆ 多发性单纯性肝囊肿：与较轻的多囊肝难以鉴别，尤其是不合并其他脏器多囊性病变时，无法鉴别，单纯性肝囊肿，数目较少，不合并其他脏器多囊性病变；

◆ 先天性肝内胆管囊状扩张症（Caroli 病）：节段性肝内胆管扩张，肝区大小不等无回声区，形态多样，无回声区相互交通，并在肝门处与肝外胆管交通，发病年龄多在 30 岁以下，常有反复右上腹痛、发热和黄疸病史。

非典型多囊肝（微泡型）

◆ 须与弥漫性肝病、肝硬化、肝硬化并发弥漫性肝癌鉴别，前者实质内无具体结节，门静脉、肝静脉正常，无胆囊、脾异常及腹水等表现，临床上无肝病史。

第七节　肝破裂

病　例 1

※ 病史

患者男性，32 岁，外伤致全腹胀痛 10 小时，右上腹痛为主。

※ 超声

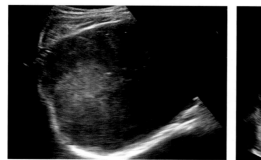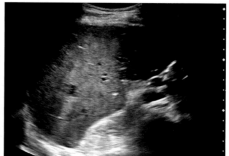

图 1-7-1　肝右叶不规则高回声区范围为 5.7cm×5.2cm，边界不清楚

超声诊断　肝右叶不规则高回声区，考虑肝挫裂伤（图 1-7-1）。

※ 其他影像——CT

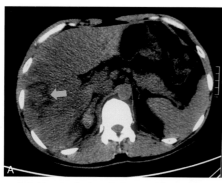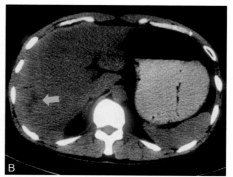

图 1-7-2　治疗前，肝右叶团块状混杂密度影（图 A，⬆）；保守治疗 1 个月后，病变范围缩小（图 B，⬆）

CT 诊断　肝右叶团块状混杂密度影，考虑肝挫裂伤，保守治疗 1 个月后，病变范围缩小（图 1-7-2）。

病 例 2

※ 病史

患者男性，38 岁，外伤后 2 小时，右上腹痛。

※ 超声

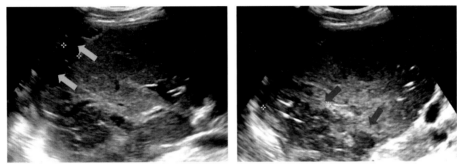

图 1-7-3　肝右叶被膜下无回声区（⬆），范围为 5.4cm×1.5cm，右叶实质内多发不均质低回声区（⬆），较大范围者为 9.0cm×5.0cm，边界不清楚，形态不规则

超声诊断　肝右叶被膜下无回声区，考虑被膜下血肿；肝右叶实质内多发不均质低回声区，考虑肝破裂（图 1-7-3）。

※ 其他影像——CT

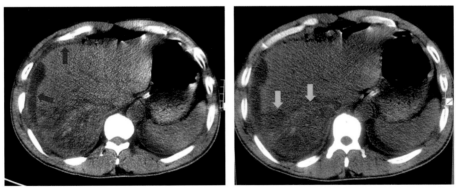

图 1-7-4　肝周及肝包膜下弧形液性密度影（⬆），肝右叶内混合密度区（⬆），直径约为 10cm

CT 诊断　肝包膜下积血，肝右叶破裂（图 1-7-4）。

2个月后复查

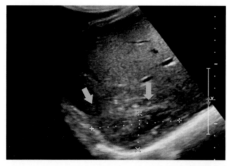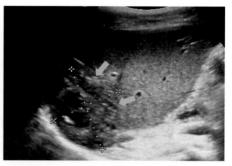

图 1-7-5　肝右叶实质内多发不均质低回声区（⬆），
较大范围者为 4.7cm×6.1cm，边界不清楚，形态不规则

超声诊断　肝右叶实质内不均质低回声区，与2个月前比较范围缩小（图 1-7-5）。

※ 评述

疾病概述

◆ 肝破裂占腹腔外伤的 5% ~ 10%；

◆ 原因多为外伤，自发性肝破裂多由肿瘤引起；

◆ 肝损伤常见三种情况

（1）肝包膜下血肿：肝表面破裂，包膜完整，血液积聚在包膜与肝实质之间；

（2）肝中央破裂：肝中央实质破裂形成血肿，包膜完整；

（3）真性破裂：肝包膜和肝实质同时破裂，血液和胆汁流入腹膜腔。

超声特点

◆ 包膜下血肿：肝包膜与肝实质之间弧形低无回声区；

◆ 肝中央破裂

（1）未形成血肿时，局部回声增强或无异常表现；

（2）形成血肿时，局部呈低无回声区。

◆ 真性破裂：肝包膜回声中断，肝实质内不规则低无回声区，伴有腹盆腔积血，破口位置不易显示。

超声价值

◆ 明确是否肝外伤破裂，外伤的部位、范围、类型；

◆ 超声未发现肝破裂的典型表现，若发现腹腔积液，结合外伤史，可提示内脏破裂可能；

◆ 对非手术治疗的肝破裂患者，超声检查可动态观察病情变化；

◆ 超声造影可检出二维超声未显示的肝损伤，提示破裂口具体位置。

第八节　肝豆状核变性

※ 病史

患者女性，15 岁，双下肢水肿 2 周，腹部膨隆 1 天，院外腹部彩色多普勒超声提示腹腔大量积液。

※ 超声

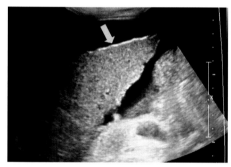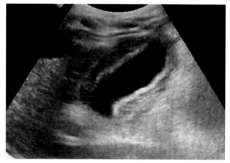

图 1-8-1　肝形态失常，被膜呈锯齿状改变（⬆），实质回声增粗，胆囊壁弥漫性增厚

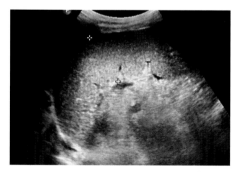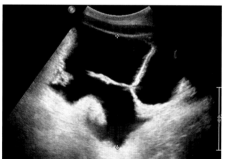

图 1-8-2　脾体积增大，腹腔大量积液

超声诊断　肝硬化，胆囊继发改变（图 1-8-1），脾大，腹腔大量积液（图 1-8-2）。

※ 其他影像——CT

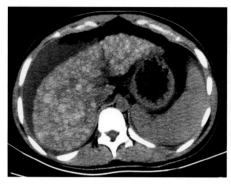 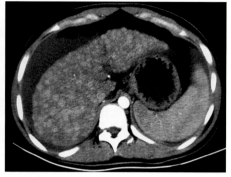

图 1-8-3 CT 显示肝内弥漫性分布稍高密度小结节，增强 CT 扫描显示无快进快出

CT 诊断 肝硬化，肝内多发结节，考虑再生结节，肝豆状核变性？胆囊壁水肿，脾大；腹腔大量积液（图 1-8-3）。

※ 临床

◆ 病毒性肝炎、自身免疫性肝病相关化验阴性；

◆ 裂隙灯下检查：角膜后弹力层 K-F 环沉积；

◆ 血铜蓝蛋白、血铜明显低于正常，尿铜升高；

◆ 头颅 MRI 未见异常；

◆ 诊断肝豆状核变性，目前主要为肝型。

※ 评述

疾病概述

◆ 肝豆状核变性又称 Wilson 病，多发生在青少年，是一种常染色体隐性遗传的铜代谢障碍性疾病，导致肝细胞、神经节细胞等变性；

◆ 临床表现：进行性加重的锥体外系症状、精神症状、肝肾功能损伤及角膜色素环（K-F 环）等；

◆ 疾病早期肝体积增大，随着疾病的发展，肝体积变为正常或缩小，内部回声增粗、增强，被膜不平整，肝内管道纡曲，晚期可伴脾大、胆囊壁水肿增厚等改变。

◆ 肝豆状核变性临床诊断要点

（1）起病年龄多在 5～35 岁；

（2）肝病史或肝病症状；

（3）神经精神症状；

（4）角膜 K-F 环（7 岁以下患儿少见）；

（5）铜生化指标：血清铜蓝蛋白＜ 200mg/L，24 小时尿铜≥ 100μg 或肝内铜含量
＞ 250μg/g（肝干重），但是血清铜蓝蛋白为 80 ~ 200mg/L，须进一步检查；

（6）阳性家族史，具有重要临床意义。

◆ 肝豆状核变性临床分型

（1）肝型：肝病史或肝病症状；

（2）脑型：神经、精神症状；

（3）其他类型（以肾损伤、骨关节肌肉损伤或溶血性贫血为主）；

（4）混合型。

超声特点

◆ 早期肝体积大，后期变小，内部回声增粗、增强，被膜不平整，肝内管道纡曲，
可伴脾大、胆囊壁水肿；

◆ 无特征性超声图像改变，因此，本病在超声检查时难以与其他肝病鉴别，诊断需
结合临床。

鉴别诊断

◆ 肝糖原贮积症：较少见，为一类婴幼儿先天性隐性遗传的糖原代谢紊乱性疾病，
肝糖原贮积症是糖原贮积症较常见类型，早期超声检查无改变，中后期出现典型
肝脂肪变特征，终末期出现肝硬化改变，诊断须结合临床；

◆ 病毒性肝炎：肝豆状核变性患者年龄较小，二者声像图相似，须结合临床及其他
检查综合分析；

◆ 肝淀粉样变性：属于全身病变的一部分，肝增大、回声增粗，二者声像图相似，
应结合临床进行诊断或超声引导下肝穿刺活检。

本例体会

◆ 声像图无特异性，属于肝弥漫性病变；

◆ 青少年肝硬化较少见，多为先天性疾病引起，应提示临床行相关检查以尽早确诊。

第九节 肝胆管囊腺癌

※ 病史

患者女性，60 岁，间断腹痛 10 余年，加重 1 周。查体：上腹部压痛明显，无明显反跳痛。

※ 超声

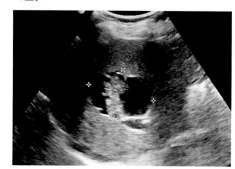 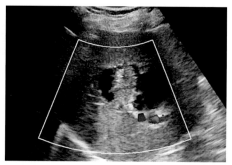

图 1-9-1 2012 年检查：肝右叶囊性为主囊实性肿物，
大小为 5.6cm×4.0cm，边界清楚，形态尚规则，无明显血流信号

超声诊断 肝右叶囊实性病变（图 1-9-1）。

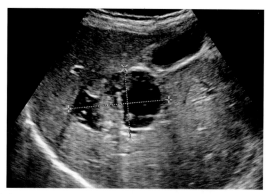

图 1-9-2 2016 年检查：肝右叶囊实性肿物，大小为 7.1cm×4.9cm，边界清楚，形态尚规则

超声诊断 肝右叶囊实性病变（较 2012 年检查，病灶增大，实性成分增多），性质待定（图 1-9-2）。

※ 其他影像——CT

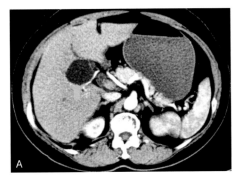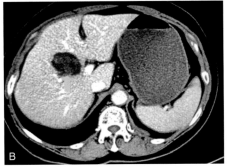

图 1-9-3　2012 年检查：CT 显示肝右叶近肝门处不均质低密度灶（ ⬆ ），
实性部分呈渐进性强化

A. 动脉相；B. 实质相

CT诊断　肝右叶囊实性占位，囊腺瘤可能（图 1-9-3）。

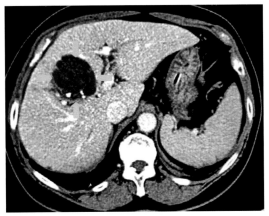

图 1-9-4　2016 年检查：CT 显示肝右叶近肝门处不均质低密度灶（ ⬆ ），
内可见分隔，实性部分呈渐进性强化

CT诊断　肝右叶囊实性占位（较 2016 年检查，病变增大，实性部分分隔增粗），囊
腺瘤可能（图 1-9-4）。

※ 病理

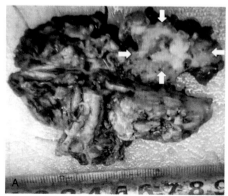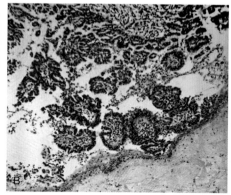

图 1-9-5　肝胆管囊腺癌病理组织图

A.肿物（↑）切面呈灰白、灰黄色，多囊性，质脆，囊内可见半透明胶冻样物；
B.黏液上皮乳头状增生，核中 - 重度异型（HE，×100）

病理诊断　黏液性乳头状囊腺癌（胆管上皮来源）（图 1-9-5）。

※ 评述

疾病概述

◆ 肝胆管囊腺癌，起源于胆管上皮，部分肿瘤细胞分泌黏液，病变呈囊实性；

◆ 组织来源有：①由肝胆管囊腺瘤恶变而来；②直接起源于肝内胆管，为原发性肝
　内胆管囊腺癌；

◆ 多见于中年女性；

◆ 部位：多发生于肝内胆管，肝外胆管少见；

◆ 临床表现：肿瘤较小时，可无临床症状，肿瘤增大时，可有腹部包块、腹痛、消
　瘦、低热和黄疸等。

超声特征

◆ 肝内囊性为主的囊实性肿物；

◆ 单房或多房；

◆ 囊壁、分隔厚薄不均；

◆ 内壁多不光滑，有结节或乳头状软组织突入囊腔；

◆ 囊内有黏液，呈点状、团状、不规则漂浮状回声；

◆ 超声造影对于疾病的诊断有一定价值。

鉴别诊断

◆ 囊腺瘤：分隔薄而规则，实性成分＜50%；囊腺癌形态多不规则、实性成分≥50%，可见血流信号，囊腺瘤有恶变倾向，应手术治疗，二者影像较难鉴别；

◆ 胆管内乳头状肿瘤（IPNB）：同样起源于胆管上皮，二者影像表现基本相似，难以区别，鉴别诊断须做镜下病理，囊腺瘤镜下可见卵巢样间质，IPNB 无卵巢样间质；实际工作中，二者均须根治性手术，目前影像学鉴别意义不大；

◆ 肝包虫病：典型者为囊中囊，囊内可有子囊及头节的结节样回声，囊壁常有环状钙化，结合病史及包虫免疫学试验可鉴别；

◆ 肝脓肿：常有高热、右上腹痛等，边界模糊，壁厚薄不均且不规则，内部为絮状回声，动态观察变化明显。

诊断体会

◆ 肝内囊实性占位，包膜完整，有或无分隔，分隔均匀或不均匀，内部有或无乳头样结构，周围胆管扩张或不扩张，超声诊断应考虑到囊腺瘤、囊腺癌、胆管内乳头状肿瘤。三者影像学表现类似，不易区别，处理原则基本相同，须手术治疗。

第十节　肝胆管内乳头状肿瘤

病　例　1

※ 病史

患者男性，67 岁，自觉右上腹肿物 1 个月余，腹痛 10 余天。查体：上腹部触及一大小为 5cm×6cm 肿物，有轻压痛，无反跳痛。

※ 超声

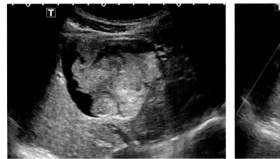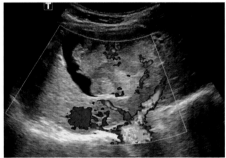

图 1-10-1　肝左叶内实性为主囊实性肿物，大小为 6.8cm×5.2cm，边界清楚，形态规则，实性部分可见少量血流信号，肝中静脉受压

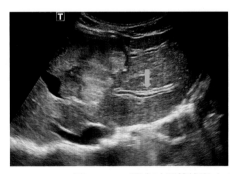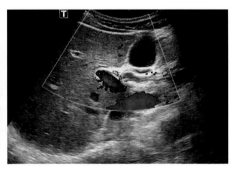

图 1-10-2　肝左叶胆管扩张（ ⬆ ），胆囊及胆总管未见明显异常

超声诊断　肝左叶实性为主囊实性肿物（图 1-10-1）；肝左叶胆管扩张（图 1-10-2）。

※ 其他影像——CT

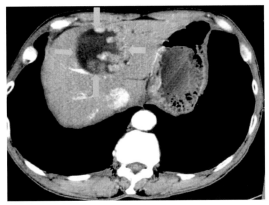

图 1-10-3　CT 显示肝左叶囊实性低密度影（ ⬆ ），
实性部分呈乳头状，明显增强，周边可见扩张的小胆管

CT 诊断　肝左叶囊实性占位，囊腺瘤可能（图 1-10-3）。

※ 病理

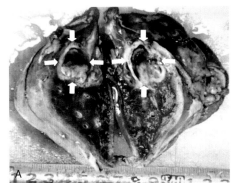 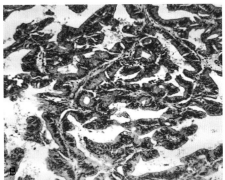

图 1-10-4　肝胆管内乳头状肿瘤病理组织图

A. 肿物切面呈囊实性（ ⇧ ），囊内可见灰黄色息肉样物，与周围分界清；
B. 胆管型上皮乳头状增生，黏膜下纤维层未受侵犯（HE，×100）

病理诊断　胆管内乳头状肿瘤（IPNB），伴高级别上皮内肿瘤（图 1-10-4）。

病 例 2

※ 病史

患者女性，46 岁，腹痛 1 个月余。查体：中上腹触及一肿物，有轻压痛，无反跳痛。

※ 超声

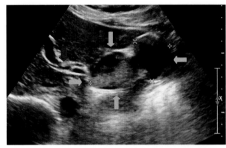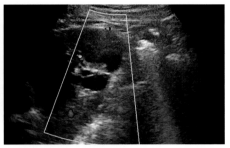

图 1-10-5　肝左叶囊性为主囊实性肿物（⬆），大小为 7.6cm×3.6cm，右侧可见扩张胆管（⬆）

超声诊断　肝左叶囊性为主囊实性肿物（图 1-10-5），囊腺瘤？

※ 其他影像——CT

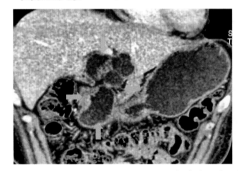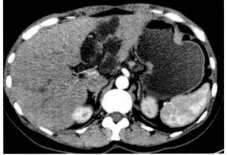

图 1-10-6　CT 显示肝左叶内不规则囊实性占位（⬆），内部可见分隔

CT 诊断　肝左叶囊实性占位，胆管细胞囊腺癌可能（图 1-10-6）。

※ 病理

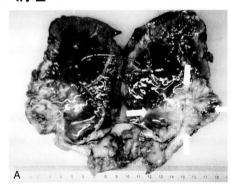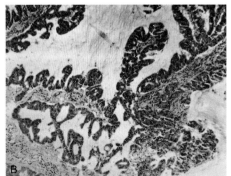

图 1-10-7　肝胆管内乳头状肿瘤病理组织图

A. 病灶为囊实性，内部可见多个结节（⇧），可见胶冻样物质；
B. 胆管型上皮乳头状增生，黏膜下纤维层未受侵犯（HE，×100）

病理诊断 IPNB，伴高级别上皮内肿瘤（图 1-10-7）。

评述

疾病概述

◆ IPNB 多为囊实性病变，①胆管型上皮呈乳头状增生；②部分肿瘤细胞分泌黏液，阻塞胆管，胆管囊性扩张；

◆ 多见于 50 ~ 70 岁；

◆ 病因：胆管结石或炎症导致胆管周围炎、胆管黏膜上皮过度修复；

◆ 病理类型根据增生程度分为轻、中、重度不典型增生，属于胆管腺癌的癌前病变；

◆ 临床表现：腹痛为主，部分可有间断性阻塞性黄疸；

◆ 根据病变位置分为肝内胆管型、肝门部胆管型及胆总管型，大多数为肝内胆管型，位于左肝管；

◆ 胆管乳头状肿瘤沿胆管走行生长，易恶变，手术切除是首选方法。

超声特点

◆ 多为囊实性肿物，多房或单房，囊壁有乳头状肿物附着；

◆ 肿物附近多有扩张的胆管，特点为肿物的近端和远端胆管均扩张；

◆ 部分肿瘤分泌大量黏液阻塞胆管，局部胆管明显扩张；

◆ 肿瘤体积小者，仅表现为局部胆管扩张，或局部胆管壁局限性增厚，因无明确占位，不易诊断。

鉴别诊断

肝胆管囊腺瘤（癌）

◆ 同样起源于胆管上皮，二者影像表现基本相似，难以区别，鉴别诊断须做镜下病理，囊腺瘤镜下可见卵巢样间质，IPNB 无卵巢样间质；实际工作中，二者均须根治性手术，目前影像学鉴别意义不大；

胆管癌

◆ 发生部位：左、右肝管至胆总管下段；

◆ 肿瘤浸润胆管壁致胆管壁明显增厚，管腔狭窄或截断；

◆ 易侵犯肝门区淋巴结及门静脉。

诊断体会

◆ 肝内发现囊性或囊实性肿物，要仔细观察病灶周围有无扩张胆管；

◆ 当胆管内未见明确占位，但胆管扩张明显，二者不成比例，应警惕胆管内乳头状肿瘤的可能；

◆ 超声造影可提供有价值的信息。

第十一节　多发性骨髓瘤肝浸润

※ 病史

患者男性，57岁，确诊多发性骨髓瘤6年余。查体：全身可触及多个皮下结节，腹部无压痛，肝脾肋下未触及。

※ 超声

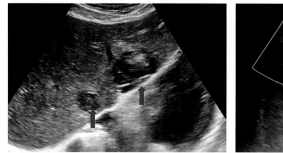
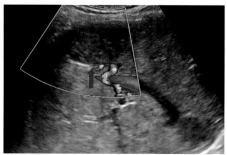

图 1-11-1　肝内多发不均质低回声实性占位（⬆），较大者为 4.7cm×3.1cm，
边界欠清楚，形态尚规则，内未见血流信号

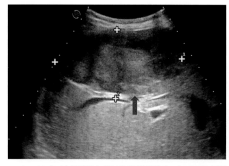
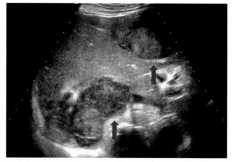

图 1-11-2　3个月后肝内结节体积增大（⬆），部分融合，部分边界不清楚，形态欠规则，回声不均

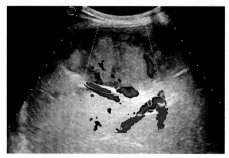
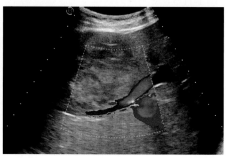

图 1-11-3　结节内少量血流信号，周边血管受压移位

超声诊断 肝内多发不均质低回声实性占位，结合病史，考虑骨髓瘤髓外浸润（图 1-11-1 ~ 图 1-11-3）。

※ 其他影像——CT

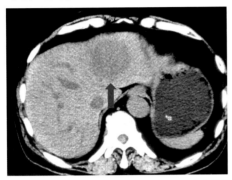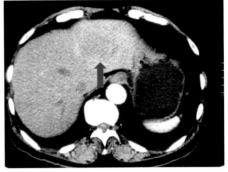

图 1-11-4 CT 显示肝内多发类圆形肿块影（↑），左叶病灶为著，直径约为 5.27cm，
增强检查强化不明显，静脉期可见部分呈"牛眼征"改变

CT 诊断 肝内多发实性占位，结合病史，考虑骨髓瘤髓外浸润（图 1-11-4）。

※ 穿刺病理

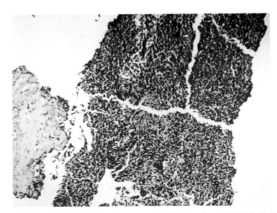

图 1-11-5 肝间质内幼稚浆细胞弥漫增生，细胞核圆，未见明显胞浆分化（HE，×100）

病理诊断 肝浆细胞瘤（图 1-11-5）。

※ 评述

疾病概述

◆ 多发性骨髓瘤（MM）是恶性浆细胞性肿瘤的一种，病理改变为多灶性骨髓浆细胞
增殖性疾病，属全身性疾病，常有溶骨性破坏，可浸润髓外组织；

◆ 居血液肿瘤第二位，仅次于淋巴瘤，占血液肿瘤的 10%；

◆ 多见于中老年，常侵犯颅骨、肋骨、脊柱、骨盆；

◆ 多发性骨髓瘤常有髓外浸润，多见于皮肤、扁桃体、肺，浸润肝组织较罕见；

◆ 起病缓慢，早期无明显症状，易误诊。临床表现多样：主要为高钙血症、骨痛、病理性骨折、肾功能不全、贫血、出血、感染。

诊断标准（国际骨髓瘤工作组 2003 年）：

症状性多发性骨髓瘤

◆ 血或尿中存在 M- 蛋白；

◆ 骨髓中有克隆性浆细胞或浆细胞瘤；

◆ 相关的器官或组织损伤；

无症状多发性骨髓瘤

◆ M- 蛋白≥ 30g/L；

◆ 和（或）骨髓中克隆性浆细胞≥ 10%；

◆ 无相关的器官或组织损伤或无症状；

一般情况下，无症状患者无须治疗，应定期随访，症状性骨髓瘤按活动性骨髓瘤进行治疗。

本例体会

◆ 肝内多发实性结节，单从图像不易确定病理性质；

◆ 有骨髓瘤病史；

◆ 短期内体积增大；

◆ 无乙型病毒肝炎及肝硬化病史，肝肿瘤标记物及肝功能各项指标正常；

◆ 超声可提示肝内多发实性占位，结合病史，考虑骨髓瘤髓外浸润；

◆ 确诊须穿刺活检。

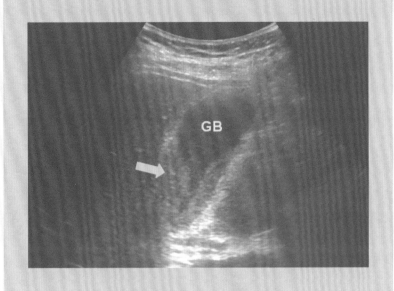

【第二章】
胆囊及胆道

第一节 胆囊腺肌增生症

※ 病史

患者女性，49岁，右上腹痛、腹胀伴恶心、呕吐。

※ 超声

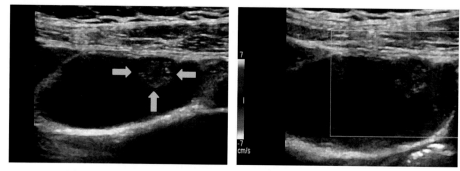

图 2-1-1　胆囊底部实性隆起性病变（⬆），大小为 0.7cm×0.5cm，
边界清楚，形态规则，内可见多发小无回声区，未见血流

超声诊断　胆囊底部实性隆起性病变，考虑局限型胆囊腺肌增生症（图 2-1-1）。

※ 病理

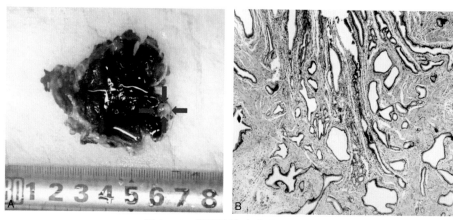

图 2-1-2　胆囊腺肌瘤病理组织图

A.胆囊底部可触及一结节（⬆），直径约为 0.5cm；
B.慢性胆囊炎伴腺肌瘤形成，大小不等的腺体不规则分布，部分腺上皮增生，细胞无异型性（HE，×100）

病理诊断 慢性胆囊炎伴腺肌瘤形成，部分腺上皮增生（图 2-1-2 ）。

※ 评述

疾病概述

◆ 胆囊腺肌增生症是一种原因不明的以胆囊壁腺体和肌层增生为主的良性胆囊疾病，根据病变的范围可分为节段型、局限型、弥漫型，局限型多见，好发于胆囊底部；

◆ 病理特征：胆囊黏膜上皮或腺体增生；平滑肌增生和肥大；胆囊黏膜上皮或腺体穿入胆囊壁肌层形成罗 - 阿窦，罗 - 阿窦扩大、增多并深入肌层；表现为胆囊壁局灶性或弥漫性增厚，形成腺肌瘤（局限型）或腺肌瘤病（弥漫型）；

◆ 临床症状：上腹痛、消化不良、厌油腻食物等。

超声分型

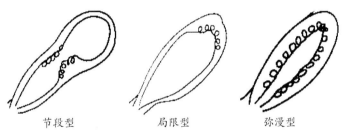

节段型　　　　　局限型　　　　　弥漫型

图 2-1-3 胆囊腺肌增生症分型

胆囊腺肌增生症分型（图 2-1-3 ～ 图 2-1-6 ）：

◆ 节段型：胆囊壁呈节段性增厚，凸向腔内；

◆ 局限型：胆囊壁呈圆锥帽状增厚，常发生在胆囊底部或体部；

◆ 弥漫型：胆囊壁呈弥漫性增厚。

超声表现

1. 节段型

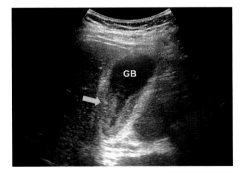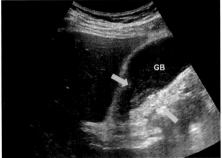

图 2-1-4 胆囊壁呈节段性增厚（ ），凸入腔内

2. 局限型

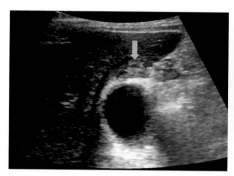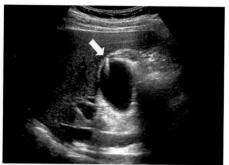

图 2-1-5　胆囊底部帽状增厚（⬆），内可见多发小无回声区（⬆）及附壁结晶（⇧）

3. 弥漫型

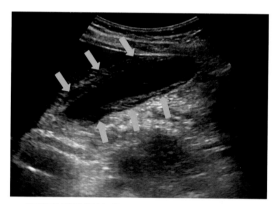

图 2-1-6　胆囊壁呈弥漫性增厚，内可见多发小、无回声区（⬆）

诊断要点

◆ 胆囊壁呈局灶性、节段性或弥漫性增厚；

◆ 明显增厚的胆囊壁无明显血流信号，壁内可见小囊状无回声，无回声内可见"彗星尾"状强回声。

另附病例 1

※ **病史**

患者男性，72 岁，腹部不适 1 周。

※ 超声

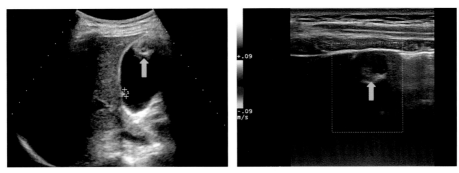

图 2-1-7　胆囊底部囊实性结节，形态规则，与胆囊壁分界清楚，内未见血流

超声诊断　胆囊底部囊实性结节，考虑局限型胆囊腺肌增生症（图 2-1-7）。

病理诊断　慢性胆囊炎伴罗 - 阿窦形成，个别罗 - 阿窦深达肌层并囊性扩张。

另附病例 2

※ 病史

患者男性，53 岁，反复右上腹不适，腹痛伴消化不良就诊。

※ 超声

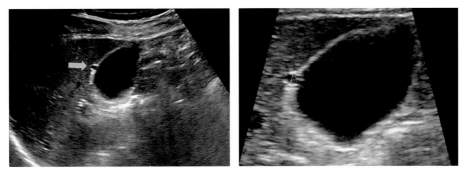

图 2-1-8　胆囊体部前壁—小囊性结构，大小为 0.2cm×0.2cm，内透声好

超声诊断　胆囊体部前壁小囊性结构，考虑局限型胆囊腺肌增生症（图 2-1-8）。

病理诊断　慢性胆囊炎伴腺肌症，部分腺上皮轻度异型增生。

第二节　胆囊腺瘤

※ 病史

患者男性，67 岁，体检发现胆囊占位半个月余。

※ 超声

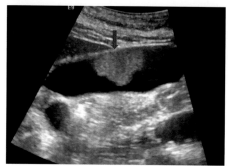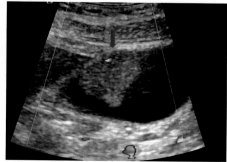

图 2-2-1　胆囊前壁等高回声团，少量血流（⬆）

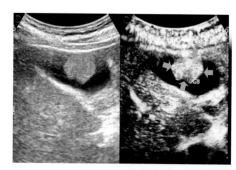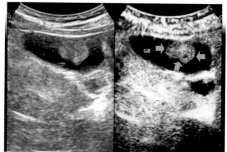

图 2-2-2　注射声诺维 0.8ml，病灶 28 秒均匀强化，病灶均匀持续强化，胆囊壁光滑（⬆）

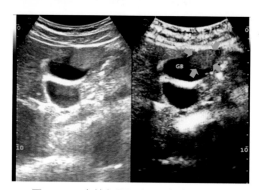

图 2-2-3　病灶与肝组织同步消退（⬆）

超声诊断 胆囊占位，考虑良性，腺瘤样病变（图 2-2-1~ 图 2-2-3）。

※ 其他影像——MRCP

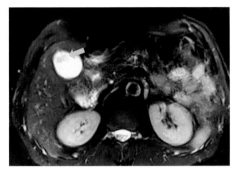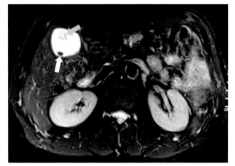

图 2-2-4　MRCP 显示胆囊体积大，胆囊底部团块状等高 T_2 信号影（⬆），另可见结石充盈缺损影（⇧）

MRCP 诊断 胆囊底部异常信号影，胆囊炎伴胆囊多发结石（图 2-2-4）。

※ 病理

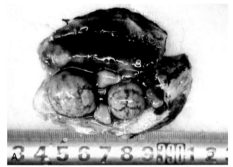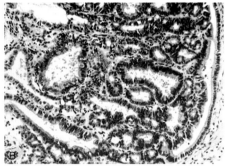

图 2-2-5　胆囊管状腺瘤病理组织图

A.胆囊黏膜面呈灰黄，灰绿相间，息肉呈乳头状，有蒂；B.由类似幽门腺的腺体组成（HE，×200）

病理诊断 胆囊管状腺瘤（图 2-2-5）。

※ 评述

疾病概述

◆ 胆囊腺瘤是发生于腺上皮的良性肿瘤，属癌前病变；

◆ 多为单发，二维超声声像图为凸向腔内的等回声团，与囊壁分界清楚，基底较宽，不随体位改变移动；

◆ 超声造影有助于进一步鉴别良恶性。

鉴别诊断

◆ 胆囊良恶性病变超声造影鉴别要点见附表（表 2-2-1）。

表 2-2-1　胆囊良恶性病变超声造影鉴别要点

	良性	恶性
增强形态	均匀	不均匀
消退	较慢	较快
胆囊壁完整性	完整、连续	不完整、不连续
肝转移	无	有

第三节　胆囊癌

※ 病史

患者女性，54 岁，间断性右上腹疼痛 2 年余，加重 1 个月，查体：右上腹压痛阳性，未触及明显包块。

※ 超声

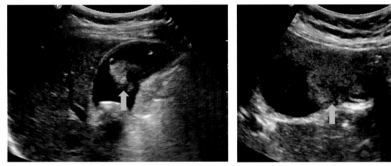

图 2-3-1　胆囊大小形态正常，腔内实性等回声占位（ ⬆ ），大小为 3.9cm×2.3cm，形态不规则，与胆囊壁关系密切，另于腔内可见多发强回声团，后伴声影，可随体位改变移动

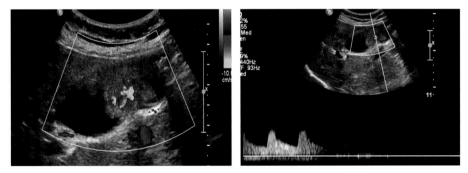

图 2-3-2　肿物内可见较丰富血流信号，呈动脉频谱

超声诊断　胆囊腔内实性占位（图 2-3-1，图 2-3-2），考虑恶性；慢性胆囊炎伴胆囊多发结石。

※ 其他影像——MRCP

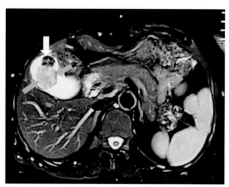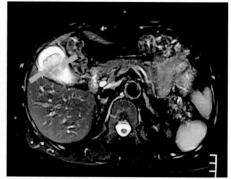

图 2-3-3　MRCP 显示胆囊体积大，腔内团块状等 T_2 信号影（⬆），边界尚清楚，
表面光整，部分与胆囊壁分界不清楚，另可见结石（⇧）充盈缺损影

MRCP 诊断　胆囊内肿物，胆囊炎伴胆囊多发结石（图 2-3-3）。

※ 病理

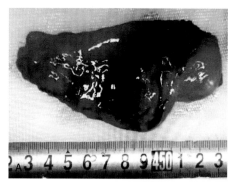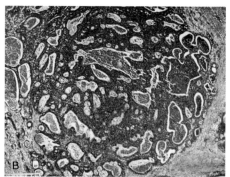

图 2-3-4　胆囊腺癌病理组织图

A.胆囊体部菜花样肿物，切面呈灰红色，质略脆；
B.腺癌Ⅱ—Ⅲ级伴多灶性坏死，细胞异型性明显，核分裂相多见（HE，×100）

病理诊断　腺癌Ⅱ—Ⅲ级（图 2-3-4）。

※ 评述

疾病概述

◆ 胆囊癌是胆道系统常见恶性肿瘤，恶性程度高，预后差，5 年生存率＜5%；绝大多数为腺癌（71%～90%）；

◆ 病因可能与胆囊结石和慢性胆囊炎长期刺激有关；

◆ 女性多见，男女发病比率为 1∶2.8，早期无临床表现，肿瘤浸润周围组织可引起腹痛、黄疸、体重下降，发现时多晚期；

◆ 首选手术切除。

诊断要点

直接征象

◆ 胆囊壁局限或弥漫性不规则增厚（弥漫型）；

◆ 腔内宽基底不规则结节或肿块，与胆囊壁分界不清（结节型）；

◆ 正常囊腔消失，整个胆囊表现为不均质实性肿块，边缘不光整（充满型）；

◆ 病灶内多有动脉血流信号；

◆ 超声造影：病灶明显强化，胆囊壁连续性及完整性破坏；

间接征象

◆ 肝内转移灶、肝内胆管扩张、肝门部及腹腔淋巴结肿大。

分型（图 2-3-5）

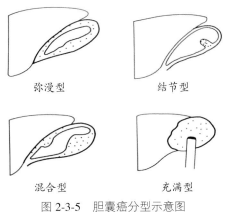

弥漫型　　　　　　　结节型

混合型　　　　　　　充满型

图 2-3-5　胆囊癌分型示意图

鉴别诊断

病灶不典型时，须与腺瘤及腺瘤样病变鉴别，后者一般基底窄，病灶光整，与胆囊壁分界清楚，胆囊壁完整连续，少有血流信号。

另附病例 1

※ 病史

患者女性，77 岁，间断性右上腹疼痛 3 年余，体重减轻 2 个月，查体：右上腹压痛阳性，未触及明显包块。

※ 超声

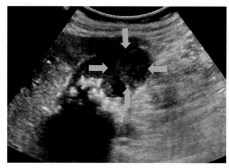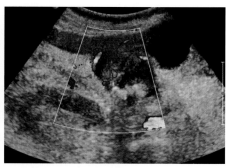

图 2-3-6　胆囊体积增大，壁毛糙、增厚，不连续，底部低回声实性占位（ ⬆ ），
大小为 2.3cm×2.2cm，与胆囊壁分界不清楚，可见血流信号，腔内多发强回声团，后伴声影

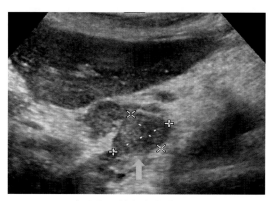

图 2-3-7　腹腔大血管旁多发淋巴结肿大（ ⬆ ）

超声诊断　胆囊底部实性占位，考虑恶性（图2-3-6）；腹腔大血管旁多发淋巴结肿大，考虑转移性肿瘤（MT）（图2-3-7）；胆囊炎伴胆囊多发结石。

CT 诊断　胆囊癌伴腹腔淋巴结转移。

MRCP 诊断　胆囊癌伴腹腔淋巴结转移。

病理诊断　腺癌 Ⅱ 级。

另附病例 **2**

※ 病史

患者女性，59 岁，全身乏力、纳差，体重减轻半年余，查体：(-)。

※ 超声

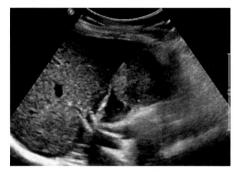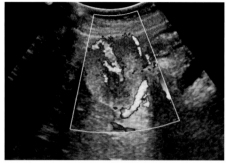

图 2-3-8　胆囊形态失常，腔内实性等回声占位，大小为 4.1cm×3.7cm，
与胆囊壁分界不清楚，其内丰富血流信号

超声诊断　胆囊腔内实性占位，考虑恶性（图 2-3-8）。

※ 病理

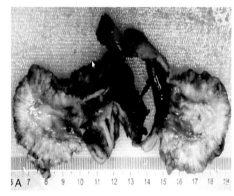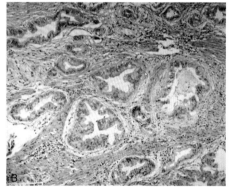

图 2-3-9　胆囊腺癌病理组织图

A.胆囊底部菜花样肿物，切面呈灰白色，B.腺癌Ⅱ级，细胞异型性明显，核分裂象多见（HE，×100）

病理诊断　腺癌Ⅱ级（图 2-3-9）。

另附病例 3

※ 病史

患者女性，77 岁，体检发现胆囊占位，查体：(-)。

※ 超声

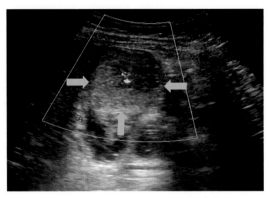

图 2-3-10　胆囊腔内等回声实性占位（➡），几乎占据整个囊腔，大小为 6.5cm×4.0cm，
与胆囊壁分界不清楚，内可见血流信号

超声诊断　胆囊腔内实性占位，考虑恶性（图 2-3-10）。

ＣＴ诊断　胆囊腔内团状软组织肿块影，胆囊癌可能性大。

病理诊断　低分化腺癌。

另附病例 **4**

※ 病史

患者男性，63 岁，间断右上腹疼痛 1 年余，加重 1 周，查体：右上腹压痛阳性，未
触及明显包块。

※ 超声

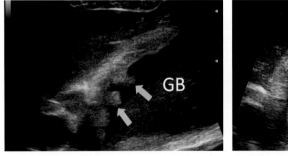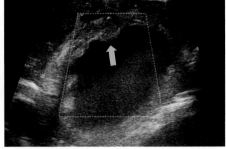

图 2-3-11　胆囊体积增大，壁不均匀性增厚，可见多发结节样凸起（➡），较大者为 1.1cm×0.9cm，
结节及局部胆囊壁可见少量血流信号，腔内透声差，可见细密点状回声沉积

超声诊断　胆囊体积增大，壁不均匀性增厚伴多发结节样凸起，恶性可能（图2-3-11）。

CT 诊断 胆囊体积大，胆囊壁不均匀性结节样增厚，考虑胆囊炎伴占位可能。

MRCP 诊断 张力性胆囊炎；胆囊壁局限性不规则增厚，不除外胆囊癌。

病理诊断 腺癌Ⅱ级。

另附病例 **5**

※ 病史

患者女性，59岁，间断上腹部疼痛半年，不伴恶心、呕吐，查体：右上腹压痛阳性，未触及明显包块。

※ 超声

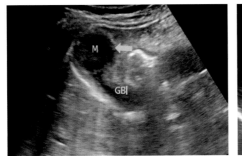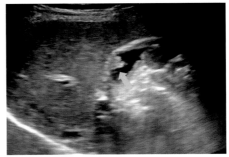

图 2-3-12 胆囊形态失常，壁不规则增厚，腔内多发实性占位（⬆），
较大者为 2.9cm×1.7cm，位于底部，与胆囊壁分界不清楚

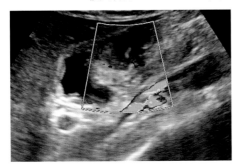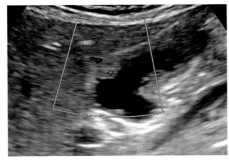

图 2-3-13 实性占位内均可见血流信号

超声诊断 胆囊壁不规则增厚伴多发结节，考虑恶性（图 2-3-12，图 2-3-13）。

CT 诊断 胆囊底部增厚并多发结节，考虑胆囊癌。

MRCP 诊断 胆囊底部异常信号考虑胆囊癌。

病理诊断 腺癌Ⅱ级。

第四节　胆囊癌肉瘤

※ 病史

患者女性，69 岁，右上腹痛、腹胀伴恶心、呕吐 10 天，加重 3 天。

※ 超声

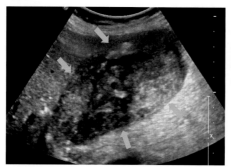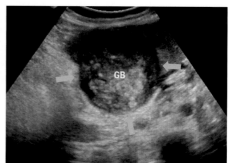

图 2-4-1　胆囊体积增大，大小为 11.2cm×5.8cm，腔内无胆汁充盈，
实性低回声占据整个囊腔（⬆），与胆囊壁分界不清楚，内夹杂多发强回声团

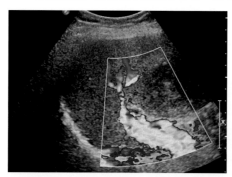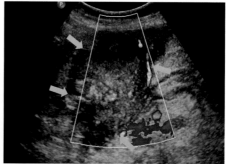

图 2-4-2　胆囊内部及周边可见少量血流信号（⬆）

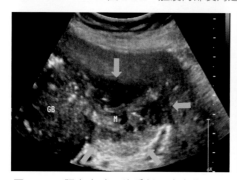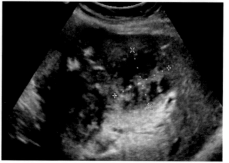

图 2-4-3　肝左内叶不均质低回声占位（⬆），范围为 4.5cm×4.0cm，与胆囊分界不清楚

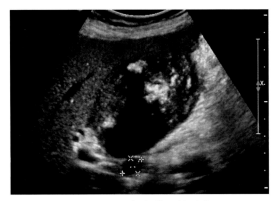

图 2-4-4　肝门部淋巴结肿大

超声诊断　胆囊实性占位，肝左叶受侵，考虑恶性（图 2-4-1 ~ 图 2-4-3）；肝门部淋巴结肿大，考虑 MT（图 2-4-4）；胆囊多发结石。

※ 其他影像

CT、MRI 诊断　胆囊占位、肝占位。

※ 病理

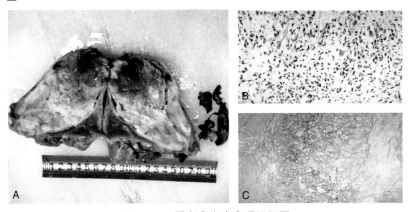

图 2-4-5　胆囊癌肉瘤病理组织图

A. 胆囊腔内隆起型肿物，充满胆囊腔；B. 横纹肌肉瘤成分（HE，×200）；C. 软骨肉瘤成分（HE，×200）

病理诊断　胆囊癌肉瘤（图 2-4-5）。

※ 评述

疾病概述

◆ 胆囊癌肉瘤是一种罕见的胆囊恶性肿瘤，目前文献个案报道仅 100 余例，约占胆囊恶性肿瘤的1.7%，其组织学特点是由上皮性和间叶性成分混合组成的恶性肿瘤，恶性度高，预后差，诊断几乎全部为手术后病理诊断；

◆ 多发生于中老年女性，平均年龄68岁左右；

◆ 多伴有胆囊结石，病因可能与胆囊结石和慢性胆囊炎长期刺激有关；

◆ 早期临床表现少，且不具有特异性，彩色多普勒超声、CT、MRI无特殊影像学征象，早期发现比较困难，就诊时多已发生转移，预后差，患者生存期限很少超过20个月。

诊断要点

◆ 直接征象：正常胆囊腔消失，内为实性低回声肿块占据，与囊壁分界不清楚，内可见血流信号；

◆ 间接征象：肝内转移灶、肝门部及腹腔淋巴结肿大，超声及其他影像可提示胆囊病变为恶性。

第五节 胆管癌

※ 病史

患者女性，52 岁，间断腹痛 9 天，伴皮肤黄染 3 天。查体：腹软，右上腹压痛阳性，无反跳痛及肌紧张，"墨菲征"（＋）。

※ 超声

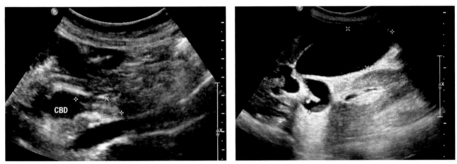

图 2-5-1 胆总管中段管腔内实性等回声占位，范围为 2.7cm×0.9cm，与管壁分界欠清楚，胆囊张力增高

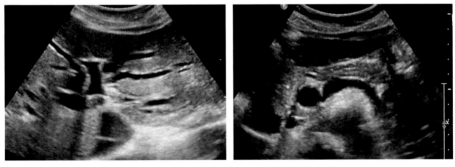

图 2-5-2 肝内胆管明显扩张，胰管无扩张

超声诊断 肝外胆道梗阻；胆总管中段管腔内实性占位，恶性？胆囊高张力改变，肝内外胆管扩张（图 2-5-1，图 2-5-2）。

※ 其他影像——MRCP

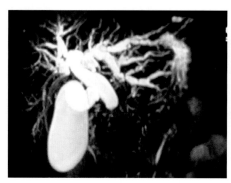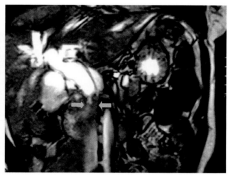

图 2-5-3　MRCP 显示扩张的胆管呈"截断征"（➡），远端胆管壁增厚（➡），管腔狭窄

MRCP 诊断　胆总管中上段梗阻，考虑胆总管占位（图 2-5-3）；张力性胆囊。

※ 病理

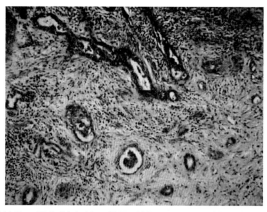

图 2-5-4　腺腔样结构，浸润性生长，核异形性明显，可见较多核分裂像（HE，×100）

病理诊断　腺癌Ⅱ级（图 2-5-4）。

※ 评述

疾病概述

◆ 胆管癌是指发生在左、右肝管至胆总管下端的恶性肿瘤；

◆ 发病年龄：多发于 50 ~ 70 岁人群；

◆ 根据生长部位分为上、中、下段胆管癌，其中上段胆管癌又称肝门部胆管癌（左
　右肝管至胆囊管开口以上），占 50% ~ 70%；

◆ 是引起胆道梗阻的常见原因，主要表现为梗阻性黄疸、体重下降和腹痛、纳差等；

◆ 大体病理，管壁的局部增厚，或突入腔内的息肉样肿物，偶尔为管腔环形狭窄或弥漫浸润；

◆ 组织学类型及扩散方式：多为腺癌，直接浸润或淋巴转移。

超声征象

◆ 直接征象

（1）胆管内可见软组织肿块，为乳头型或团块型；

（2）胆管壁因肿瘤弥漫浸润致狭窄、闭塞或截断。

◆ 间接征象

（1）病灶以上胆道系统明显扩张，中下段胆管癌，胆囊体积增大，肝门部胆管癌肝外胆管不扩张，胆囊不大或萎缩；

（2）肝弥漫性肿大；

（3）肝门区淋巴结肿大或肝内转移灶；

（4）门静脉内可见癌栓。

鉴别诊断

疏松的泥沙样结石或胆泥

◆ 临床表现：结石者多有胆管炎、腹痛、发热等，胆管癌多为无痛性黄疸；

◆ 管壁形态：结石者管壁光滑，胆管癌管壁不规则增厚，连续性差；

◆ 超声造影：结石/胆泥无强化，胆管癌病灶强化。

壶腹癌

◆ 胆总管末端和主胰管末端在十二指肠乳头汇入处的占位；

◆ 黄疸出现早，表现重；

◆ 往往肿块不明显，胰管扩张明显，并肝内外胆管扩张，胆囊扩大。

胰头癌

◆ 胰头部低回声恶性肿块声像图 + 肝内外胆管扩张，胰管扩张，胆囊扩大。

另附病例 1

※ 病史

患者男性，64 岁，皮肤黄染 2 周。

※ 超声

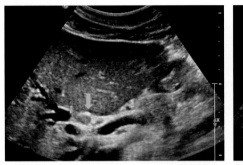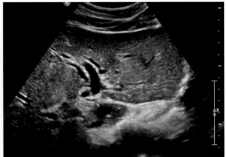

图 2-5-5　肝总管内实性等回声占位（⬆），肝内胆管扩张

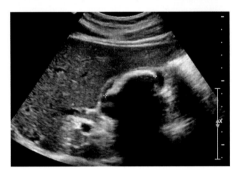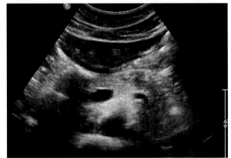

图 2-5-6　胆囊形态正常，腔内团状强回声，后伴声影，胰管未见增宽

超声诊断　肝总管实性占位（图 2-5-5），恶性？肝内胆管扩张；慢性胆囊炎，胆囊结石（图 2-5-6）。

※ 其他影像——CT

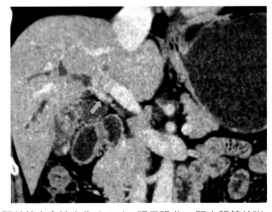

图 2-5-7　CT 显示肝总管内实性占位（⬆），明显强化，肝内胆管扩张，远段胆管内径正常

CT 诊断 肝门部梗阻并肝内胆管扩张，考虑为肝总管癌（图 2-5-7）。

病理诊断 腺癌Ⅱ级。

另附病例 **2**

※ **病史**

患者女性，51 岁，皮肤黄染 1 个月。

※ **超声**

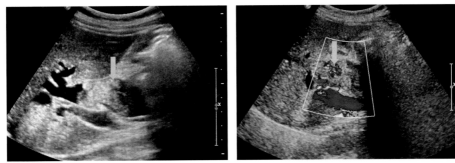

图 2-5-8 肝门部胆管扩张，内部实性等回声占位（⬆），血供丰富

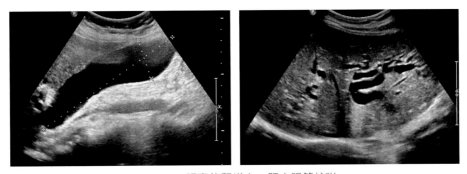

图 2-5-9 胆囊体积增大，肝内胆管扩张

超声诊断 肝门部胆管内实性占位，考虑恶性（图 2-5-8）；胆囊扩大，肝内外胆管扩张（图 2-5-9）。

※ 其他影像——CT

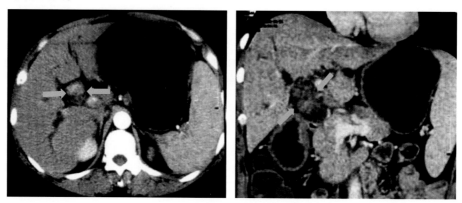

图 2-5-10　CT 显示肝门部胆管内实性占位（⬆），明显不均匀强化

CT 诊断　肝门部胆管内占位伴肝内外胆管扩张，考虑恶性（图 2-5-10）。

病理诊断　腺癌Ⅱ级。

第六节 胆囊穿孔

※ 病史

患者男性，76岁，间断性中上腹疼痛，加重1天，查体：腹肌紧张，右上腹压痛、反跳痛阳性，"墨菲征"阳性。

※ 超声

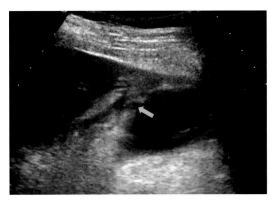

图2-6-1 胆囊轮廓尚清楚，张力增高，壁增厚，局部连续性中断（⇧）

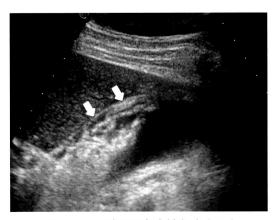

图2-6-2 胆囊周围包裹性积液（⇧）

超声诊断 急性胆囊炎；胆囊壁回声连续性中断，周围包裹性积液，考虑胆囊穿孔（图2-6-1，图2-6-2）。

※ 其他影像——CT

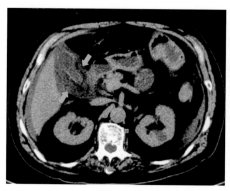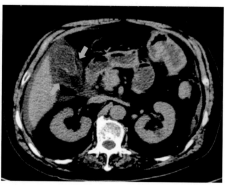

图 2-6-3 CT 显示胆囊壁线样增厚，周围脂肪间隙模糊，胆囊窝周围可见包裹性积液（⬆）

CT 诊断 胆囊炎，胆囊周围包裹性积液形成（图 2-6-3）。

术中诊断 胆囊壁完全坏疽，局部穿孔，腹腔内大量胆汁样渗液。

※ 病理

急性坏疽性胆囊炎伴穿孔。

※ 评述

疾病概述

◆ 胆囊穿孔是急性胆囊炎的重要并发症之一；

◆ 以胆囊底部较多见，颈部次之；

◆ 病因：结石、炎症引起胆囊内压力增高，胆囊壁局部缺血，坏死穿孔，周围形成包裹性积液；或由于结石在颈部嵌顿，压迫胆囊壁血管，导致坏死穿孔；

◆ 根据病程分为三型：①急性型：胆囊穿孔和弥漫性胆汁性腹膜炎；②亚急性型：胆囊周围脓肿和局限性腹膜炎；③慢性型：胆肠内瘘。

超声表现

◆ 急性型：胆囊增大、壁增厚、腔内结石或絮状回声及胆囊周围积液，典型者可见壁连续性中断；

◆ 亚急性型：胆囊炎性改变，胆囊旁炎性包块与胆囊分界不清楚，需要与肝或胆囊的占位性病变相鉴别；

◆ 慢性型：周围组织或器官炎性改变，腹壁瘘或腹腔内瘘。

诊断体会

◆ 穿孔直径＜0.5cm 时超声易漏诊，扫查时应变换体位，多切面扫查，若其旁有局限性液性区，应考虑胆囊穿孔可能；

◆ 胆囊穿孔后炎症致周围组织粘连明显，使胆囊结构显示不清，胆囊区形成一个模糊肿块而易误诊为占位；

◆ 穿孔后胆汁侵蚀肝，可形成肝脓肿；

◆ 如在胆囊或胆道内出现气体甚或胃肠道内容物声像，则应考虑有慢性穿孔、内瘘形成。

另附病例 1

※ 病史

患者女性，61 岁，间断右上腹痛半年余，加重半个月余。

※ 超声

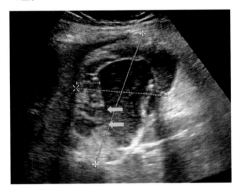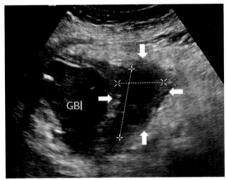

图 2-6-4　胆囊体积大，壁不光整，连续性中断（⬆），胆囊周围积液（⇧）

超声诊断　胆囊炎，胆囊壁中断伴周围积液，考虑胆囊穿孔（图 2-6-4）。

术中诊断　急性坏疽性胆囊炎伴穿孔。

另附病例 2

※ 病史

患者男性，46 岁，间断上腹痛 1 个月余。

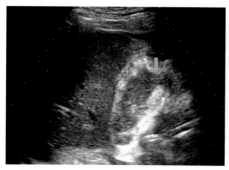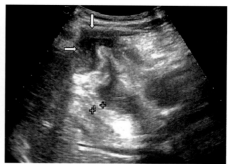

图 2-6-5 胆囊轮廓不清楚，壁增厚，底部连续性中断（⬆），胆囊腔内透声差，胆囊旁低无回声区（⇪）

超声诊断 胆囊壁增厚，底部中断伴周围低无回声区，考虑胆囊炎、胆囊穿孔（图 2-6-5）。

术中诊断 坏疽性胆囊炎伴穿孔。

第七节　胆囊肠管瘘

※ 病史

患者女性，71 岁，既往史："胆囊结石"，胆绞痛反复发作。10 天前上腹部疼痛，进行性加重，呕吐草绿色胆汁，停止排气、排便。

※ 超声

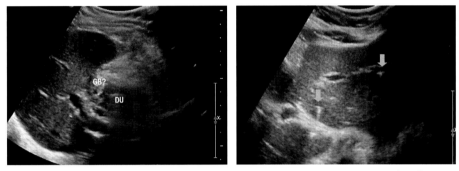

图 2-7-1　胆囊小，壁厚，无胆汁充盈，肝内胆管多处积气（⬆），DU：十二指肠

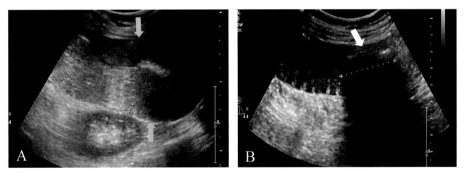

图 2-7-2　肠管扩张，有逆蠕动（图 A，⬆）；回盲部肠腔内结石伴声影（图 B，⇧）

超声诊断　胆囊炎，胆囊肠管粘连，胆囊肠管瘘？末端回肠结石、肠梗阻（图 2-7-1，图 2-7-2）。

※ 其他影像——CT

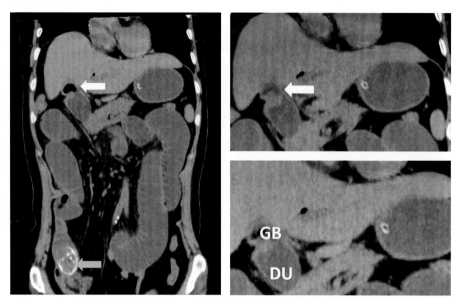

图 2-7-3 CT 显示胆囊十二指肠粘连（⇧），肠管结石（⬆）、肠梗阻

CT 诊断 胆囊十二指肠粘连，肠管结石、肠梗阻（图 2-7-3）。

术中诊断 急性肠梗阻（肠管内嵌顿结石）、胆囊肠管瘘。

※ 诊断要点

◆ 既往胆结石病史，胆绞痛反复发作，突然消失；

◆ 超声表现：肝内胆管积气，胆囊萎缩，结石消失，胆囊肠管粘连，肠梗阻，肠管内结石；

◆ 胆囊肠管瘘少见，术前诊断较难。

第八节 胆管结石

病 例 1

※ 病史

患者女性，85 岁，间断腹痛 1 年余，加重 1 天。查体：右上腹压痛阳性，肝区叩击痛阳性，伴高热、寒战，体温最高达 38.5℃，巩膜黄染。

※ 超声

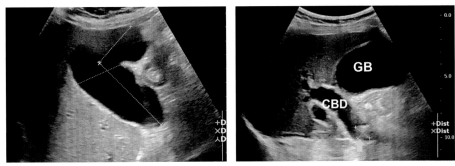

图 2-8-1 胆囊体积增大，张力增高，大小为 10.0cm×3.8cm，
胆总管下段团状强回声（➡），后伴声影，大小为 1.5cm×1.3cm，CBD：胆总管

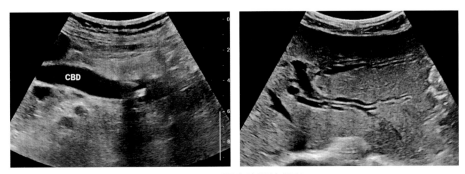

图 2-8-2 肝内外胆管扩张

超声诊断 胆总管下段多发结石（图 2-8-1）；胆管梗阻，梗阻水平位于胆总管下段（图 2-8-2）。

※ 其他影像——MRI

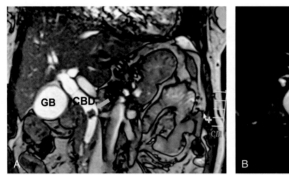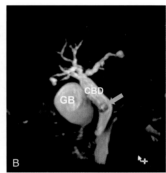

图 2-8-3　MRI 显示胆总管内可见低信号结石影（图 A，⬆）；
MRCP 显示胆总管下段结石充盈缺损影，其上方肝内外胆管扩张（图 B，⬆）

MRI 诊断　胆总管结石伴肝内、外胆管扩张、胆囊体积大（图 2-8-3）。

术中诊断　梗阻性黄疸，胆总管结石，急性化脓性胆管炎。

病 例 2

※ 病史

患者女性，59 岁，6 年前因"胆囊结石"行胆囊切除术，10 天前无明显诱因出现寒战、高热伴恶心、食欲减退，体温最高达 39℃。

※ 超声

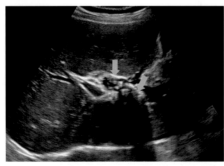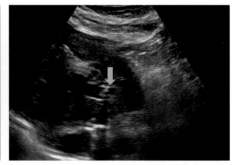

图 2-8-4　左肝管扩张，管腔内多发团状强回声（⬆），后伴声影

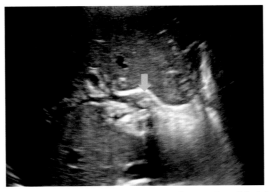

图 2-8-5　肝门区胆管腔内团状强回声（⬆），后伴声影

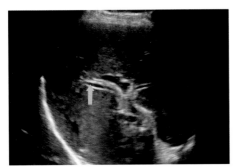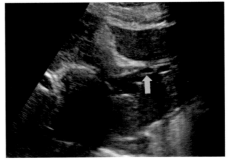

图 2-8-6　肝内胆管（⬆）扩张，左肝管为著

　　超声诊断　胆囊切除术后改变；肝门区胆管及左肝管多发结石（图 2-8-4，图 2-8-5）；肝内胆管扩张，左肝管为著（图 2-8-6）。

※ 其他影像——MRI

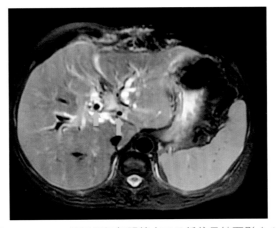

图 2-8-7　MRI 显示肝门部胆管内可见低信号结石影（⬆）

MRI 诊断　肝门部胆管结石，肝左叶胆管结石；肝内胆管扩张，肝左叶为著；胆囊切除术后改变（图 2-8-7）。

术中诊断　急性梗阻性化脓性胆管炎，左肝管及肝总管结石。

病 例 3

※ 病史

患者女性，40 岁，中上腹痛伴恶心、呕吐，巩膜黄染，2009 年曾行胆囊切除术。

※ 超声

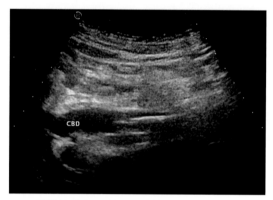

图 2-8-8　胆总管增宽，内可见管样结构，贴附于胆总管后壁

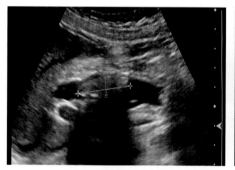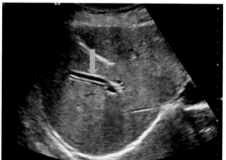

图 2-8-9　部分切面可见声影，肝内胆管扩张（⇑），内径超过伴行门静脉

超声诊断　胆总管下段梗阻，胆总管内管样结构（结石? 异物? ）（图 2-8-8，图 2-8-9）。

※ 其他影像——MRCP

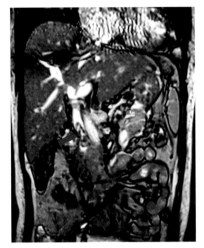

图 2-8-10　MRCP 显示胆总管下段充盈缺损影（↑），其上方肝内外胆管扩张

MRCP 诊断　胆总管下段多发结石伴肝内外胆管扩张（图 2-8-10）。

术中诊断　胆总管增宽，下段柱状结石。

※ 评述

疾病概述

◆ 胆管结石分为肝内胆管结石与肝外胆管结石；

◆ 肝内胆管结石指左、右肝管汇合部以上的结石，肝外胆管结石指肝总管和胆总管的结石；

◆ 由于对胆囊管开口位置识别困难，超声习惯将胆总管和肝总管泛称为肝外胆管；

◆ 肝外胆管结石最易发生于胆总管下段，典型临床表现为胆绞痛、发热和黄疸，即"夏柯三联征"；

◆ 肝内胆管结石好发于左、右肝管汇合部或左肝管。

肝外胆管结石的诊断要点

◆ 典型声像表现

（1）肝内外胆管扩张；

（2）肝外胆管管腔内团状强回声，后伴声影；

◆ 声像图不典型者常易误、漏诊，同时胆囊颈部或胆囊管结石、肝门部肿大钙化淋巴结、胆管外的术后瘢痕等均易误诊为肝外胆管结石，当结石较小、结石位于胆总管下段或胆囊结石较多，声影遮挡肝外胆管，较易造成漏诊；

◆ 对肝外胆管扩张，怀疑结石但图像不典型者，可采用加压、饮水或改变体位等方法来提高结石显示率。

肝内胆管结石的诊断与鉴别

◆ 典型声像表现

（1）肝内沿胆管走行分布的强回声；

（2）后方伴声影；

（3）强回声远端的小胆管扩张。

◆ 鉴别诊断

（1）肝内胆管积气：条带状或索条状强回声，后伴彗尾，随体位改变，形态多变，胆管可无扩张；

（2）肝内钙化灶：肝内任何部位，不沿胆管走行，不伴胆管扩张。

第九节　先天性胆管囊状扩张症
——胆总管囊状扩张

※ 病史

患者女性，21 岁，右上腹疼痛伴恶心、呕吐 1 周，查体：右上腹压痛阳性。

※ 超声

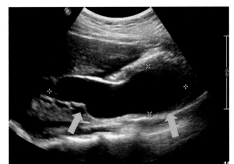 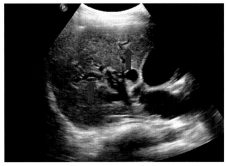

图 2-9-1　胆总管全程囊状扩张（ ⬆ ），肝内胆管扩张（ ⬆ ）（与肝外胆管扩张不成比例）

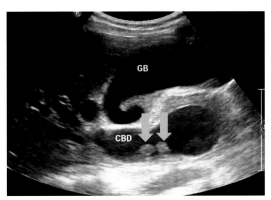

图 2-9-2　胆总管囊状扩张，较宽处 3.5cm，内可见数个高回声团（ ⬆ ），
可随体位移动；胆囊大小为 10cm×3.8cm，壁毛糙

超声诊断　先天性胆总管囊肿伴多发结石；胆囊炎（图 2-9-1，图 2-9-2）。

※ 其他影像——CT

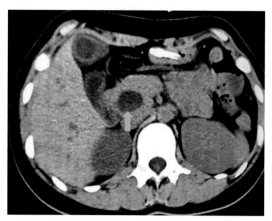

图 2-9-3　CT 显示肝外胆管扩张，胰头段胆总管呈梭形扩张（⬆），其内密度不均

CT 诊断　先天性胆总管囊肿合并多发结石（图 2-9-3）；胆囊炎。

※ 病理

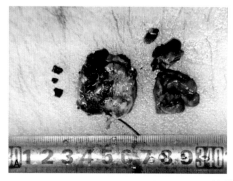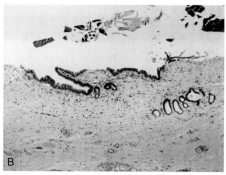

图 2-9-4　胆总管囊肿病理组织图

A. 胆总管肿物及淋巴结：囊皮样物多块，总体积为 5.6cm×3cm×0.7cm，囊内壁呈灰褐色，粗糙，可见大量结石，壁厚 0.1cm，另见淋巴结样物 3 枚，总直径 0.5 ~ 1cm；
B. 胆总管囊性病变，衬覆胆总管上皮，部分腺上皮增生

病理诊断　胆总管囊肿，胆总管结石（图 2-9-4）；急性胆囊炎。

※ 评述

疾病概述

先天性胆管囊状扩张症是一种常染色体隐性遗传性疾病：

◆ 女性多见，就诊多在儿童或青年期；

◆ 病因尚不完全清楚，可能与胆管壁先天性发育不良、胰胆管汇合异常有关；

◆ 发生于除胆囊外的肝内、外胆管任何部位，好发于胆总管的上段、中段；

◆ 类型：肝外型、肝内型或肝内外复合型。

Todani 分型（图 2-9-5）

Ⅰ型：囊肿型，胆总管囊状扩张（多见，占 80% ~ 90%）；

Ⅱ型：憩室型，胆总管憩室样扩张；

Ⅲ型：膨出型，胆总管末段囊状扩张，凸入肠腔（罕见）；

Ⅳ型：肝内、外胆管多发囊状扩张；

Ⅴ型：肝内胆管多发囊状扩张（Caroli 病）；

本例属先天性胆总管囊状扩张，Ⅰ型（囊肿型），Ⅰ~Ⅲ型属先天性胆总管囊状扩张，Ⅰ型（囊肿型）最多见，占 80% ~ 90%。

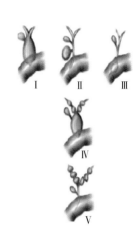

图 2-9-5　Todani 分型

临床表现

腹痛、黄疸、腹部肿块。

合并症

胆系感染、胆管结石、胆管癌（10% ~ 20%）。

治疗

胆总管囊肿切除 + 胆肠吻合术等。

超声表现

◆ 胆总管梭形囊状扩张；

◆ 肝内胆管不扩张或轻度扩张（与胆总管扩张不成比例）；

◆ 合并症：炎症、结石；

◆ 合并胆管癌：囊壁不规则增厚或附着实性团块。

鉴别诊断

◆ 梗阻性胆道扩张：肝内外胆管成比例扩张，肝内胆管树枝状、星芒状扩张；

◆ 上腹部囊肿（如肝门部肝囊肿、小网膜囊肿等位置和胆总管紧邻，易误诊）：观察囊性结构走行位置与胆管是否交通。

超声价值

超声检查是诊断本病首选影像学方法：

◆ 显示胆管的扩张程度、范围；

◆ 区分先天性胆管扩张的类型；

◆ 有无合并症；

但对胆道系统疾病的全面显示，MRCP 更直观。

另附病例 1

※ 病史

患者女性，41 岁，右上腹剧痛一天。

※ 超声

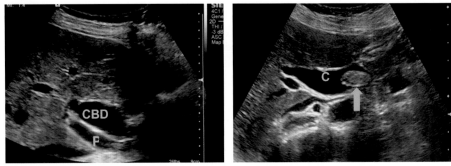

图 2-9-6　胆总管囊状扩张，较宽处 2.3cm，内可见高回声团（⬆），大小为 1.6cm×1.3cm，可随体位移动；肝内胆管未见扩张

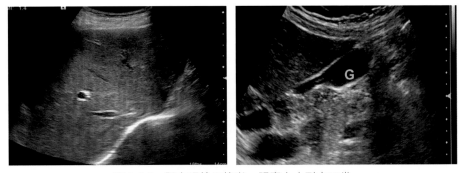

图 2-9-7　肝内胆管无扩张，胆囊大小形态正常

超声诊断　先天性胆总管囊状扩张伴结石（图 2-9-6，图 2-9-7）。

病理诊断　胆总管囊肿，胆总管结石；胆囊炎。

另附病例 2

※ 病史

患者女性，19 岁，右上腹隐痛半年余，皮肤巩膜黄染。

※ 超声

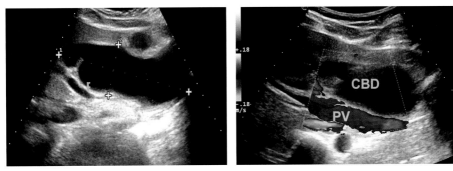

图 2-9-8　胆总管囊状扩张，较宽处 3.1cm，显示长度 11.7cm，PV：肝门静脉

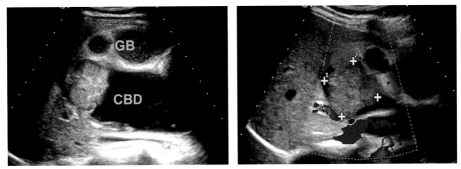

图 2-9-9　胆总管上段附壁实性等回声团，大小为 3.8cm×3.4cm，不随体位移动，
部分与管壁分界欠清楚，未见血流信号；胆囊张力不高，腔内透声差，细密点状高回声沉积，GB：胆囊

超声诊断　先天性胆总管囊状扩张（图 2-9-8），胆总管附壁实性团块（图 2-9-9），胆
泥？占位？慢性胆囊炎伴胆汁淤积。

病理诊断　胆总管囊肿，胆管鳞状细胞癌；慢性胆囊炎。

另附病例 3

※ 病史

患者女性，31 岁，右上腹痛 1 周。

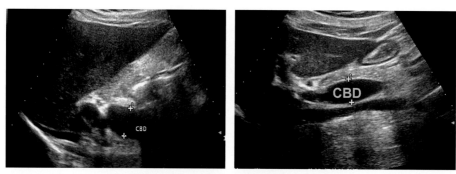

图 2-9-10　胆总管囊状扩张，较宽处 2.7cm，透声好；肝内胆管未扩张

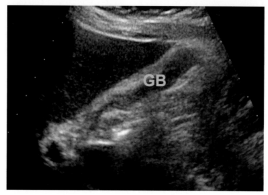

图 2-9-11　胆囊大小正常，6.2cm×2.7cm，壁厚、毛糙

超声诊断　先天性胆总管囊状扩张（图 2-9-10），慢性胆囊炎（图 2-9-11）。

病理诊断　胆总管囊肿；慢性胆囊炎。

第十节　先天性胆管囊状扩张症
——肝内、外胆管多发囊状扩张

※ **病史**

患者女性，50 岁，右上腹剧痛 3 天。查体：右上腹压痛阳性。

※ **超声**

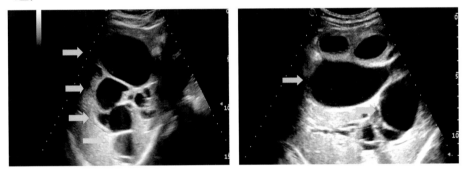

图 2-10-1　肝内胆管多发囊状扩张（ ⬆ ）

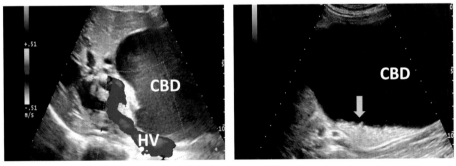

图 2-10-2　胆总管囊状扩张，较宽处 7.0cm，并胆泥形成（ ⬆ ），HV：肝静脉

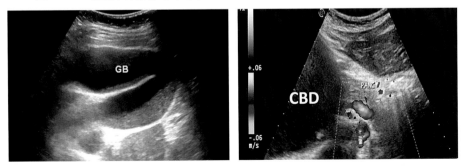

图 2-10-3　胆囊形态正常，胆泥形成；胰腺形态正常，胰管未见扩张

超声诊断　先天性肝内外胆管囊状扩张伴胆总管、胆囊胆泥形成（图2-10-1～图2-10-3）。

※ 其他影像——MRCP

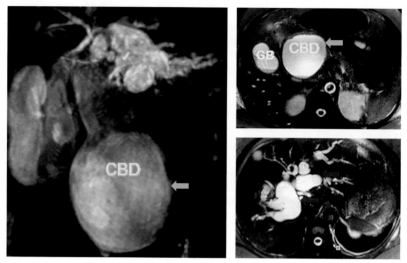

图 2-10-4　MRCP 显示肝内胆管多发囊状扩张（ ↑ ），胆总管囊状扩张（ ↑ ），胆囊大小正常

MRCP 诊断　肝内外胆管囊状扩张伴胆总管胆泥形成，考虑先天性胆管囊状扩张症（图 2-10-4）。

※ 临床及病理

临床诊断

肝内外胆管囊状扩张症，胆囊炎。

临床治疗

胆总管及胆囊切除、肝内胆管引流减压。

病理诊断

肝外胆管：囊性病变，衬覆胆管上皮，符合胆管囊肿；

胆囊：慢性胆囊炎急性发作。

※ 评述

疾病概述

◆ 先天性胆管囊状扩张症是一种常染色体隐性遗传性疾病；

◆ 病因：尚不完全清楚，可能与胆管壁先天性发育不良、胰胆管汇合异常有关；

◆ 部位：发生于除胆囊外的肝内、外胆管任何部位，好发于胆总管的上段、中段；

◆ 类型：肝外型、肝内型或肝内外复合型（本病例属肝内外复合型）；

◆ 肝内、外胆管均囊状扩张者（肝内外复合型）称为肝内外胆管囊状扩张症；

◆ 临床表现：腹痛、黄疸、腹部肿块；

◆ 治疗：内科及外科手术治疗。

超声表现

◆ 肝内、外胆管均多发囊状扩张，扩张的两端都与相对正常的胆管延续；

◆ 合并症：炎症、结石、肿瘤。

鉴别诊断

◆ 梗阻性胆管扩张：梗阻平面以上胆管呈树枝状、星芒状扩张；

◆ 肝多发囊肿：肝内胆管不扩张，囊腔之间不交通。

超声价值

◆ 超声检查是诊断本病首选影像学方法；显示胆管的扩张程度、范围；区分先天性胆管扩张的类型；有无合并症。

注：对胆管系统疾病的全面显示，MRCP 等更直观。

第十一节　先天性胆管囊状扩张症——Caroli病

※ 病史

患者女性，34岁，上腹憋胀不适半个月余，查体：皮肤巩膜黄染、上腹轻压痛。

※ 超声

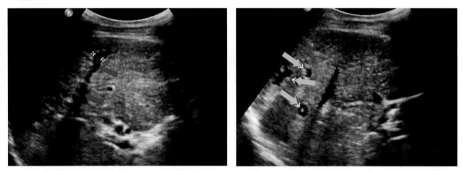

图 2-11-1　肝内胆管囊状、柱状扩张，呈"蝌蚪征"（➡），横切面呈"中心点征"（➡）

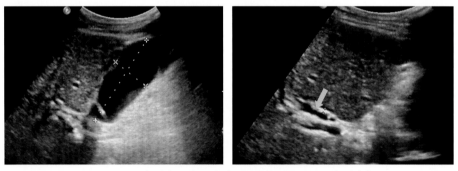

图 2-11-2　胆囊形态正常，大小为 6.7cm×2.6cm，内透声好；
胆总管未见扩张，内径 0.4cm，内透声好（➡）

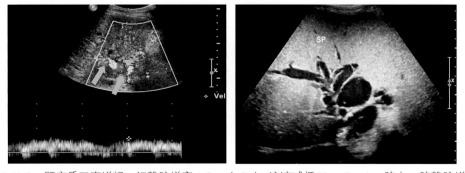

图 2-11-3　肝实质回声增粗，门静脉增宽 1.5cm（➡），流速减低 V_{max}=7cm/s；脾大，脾静脉增宽

超声诊断 肝内胆管囊状扩张，符合 Caroli 病（图 2-11-1）；肝硬化、门静脉高压、脾大（图 2-11-2，图 2-11-3）。

※ 其他影像——MRCP

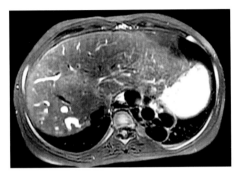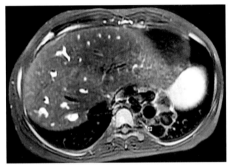

图 2-11-4　MRCP 显示肝内胆管囊状扩张，远端较近端明显

MRCP 诊断 肝内胆管囊状扩张；肝硬化、门静脉高压、脾大，考虑 Caroli 病 Ⅱ 型合并肝硬化（图 2-11-4）。

临床诊断 Caroli 病 Ⅱ 型合并肝硬化。

※ 评述

疾病概述

先天性肝内胆管囊状扩张症，即 Caroli 病，是一种常染色体隐性遗传性疾病，表现为肝内胆管多发节段性囊状扩张，属先天性胆管囊状扩张症的一种，部分合并肾多发囊肿或海绵肾。

◆ 病因：尚不清，可能与胆管壁先天发育不良有关；

◆ 发病率：1/100 万；

◆ 病变范围：病变可发生于肝一段、一叶或双叶。

临床分型

◆ Ⅰ 型：肝内胆管囊状扩张；

◆ Ⅱ 型：肝内胆管囊状扩张合并肝纤维化、门脉高压。

临床表现

◆ Ⅰ 型：常表现为反复发作性胆管炎；

◆ Ⅱ 型：常以肝、脾大、门脉高压就诊。

合并症

胆管结石（常见）、胆管癌。

治疗

内科及外科治疗。

诊断标准

◆ Ⅰ型：影像学或病理学证实肝内胆管节段性囊状扩张，影像学特征性表现为"中心点征"；

◆ Ⅱ型：除存在Ⅰ型特征外，至少具有3种表现之一：①影像学提示肝硬化；②有门静脉高压症；③病理学提示先天性肝纤维化。

超声表现

◆ 肝内多发沿胆管分布的囊性区，与胆管相通；

◆ 部分可见"中心点征""蝌蚪征"（"中心点征"：扩张胆管包绕门静脉小分支，为Caroli病特征性表现；"蝌蚪征"：囊状扩张的胆管与不扩张胆管相连）；

◆ 胆总管不扩张；胆囊不大；

◆ Ⅰ型常合并肝内胆管结石；

◆ Ⅱ型合并肝硬化、门脉高压。

鉴别诊断

◆ 梗阻性肝内胆管扩张：梗阻平面以上胆管呈树枝状、星芒状扩张；

◆ 肝多发囊肿：肝内胆管不扩张，囊腔之间不交通。

超声价值

◆ 超声检查适合初步筛查；

◆ 区分先天性胆管扩张的类型；有无合并结石等；

◆ 超声检查发现"蝌蚪征""中心点征"应想到本病，多有肝硬化、门脉高压。

◆ CT、MRCP对本病有较高诊断价值。

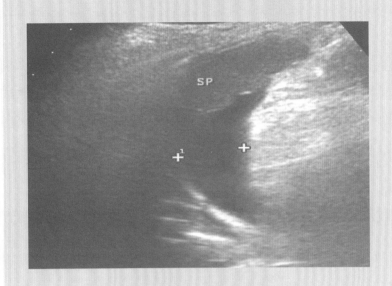

【第三章】

胰 腺

第一节　急性胰腺炎

※ 病史

患者女性，63 岁，上腹部疼痛伴恶心呕吐 2 天。

※ 超声

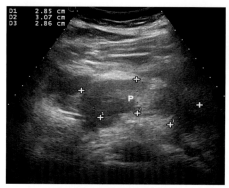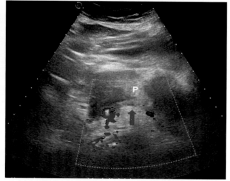

图 3-1-1　胰腺体积增大，头、体、尾厚分别为 2.9cm、3.1cm、2.9cm，
回声减低欠均匀，胰后脾静脉受压，显示不清（ ↑ ），P：胰腺

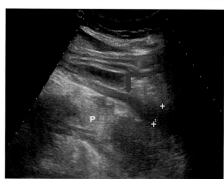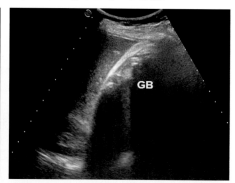

图 3-1-2　胰周条带状液性渗出（ ↑ ），胆囊炎伴胆囊多发结石

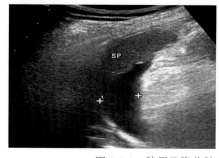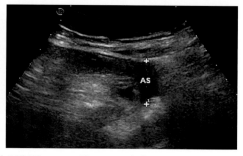

图 3-1-3　脾周及腹盆腔中量积液，SP：脾；AS：腹水

超声诊断 胰腺体积增大，回声减低不均伴胰周积液，腹腔积液（中量），考虑急性胰腺炎；胆囊炎伴胆囊多发结石（图 3-1-1 ~ 图 3-1-3）。

※ 其他影像——CT

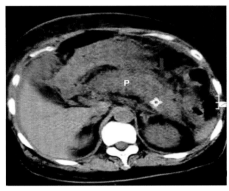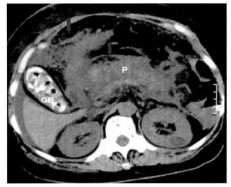

图 3-1-4 CT 显示胰腺体积增大，实质密度减低，胰周及肠系膜周可见渗出性改变（⬆），腹腔大量积液

CT 诊断 急性胰腺炎，胆囊多发结石（图 3-1-4）。

※ 实验室检查

血淀粉酶水平升高为 885 IU/L（35 ~ 135 IU/L），血脂肪酶水平升高为 736 IU/L（＜60 IU/L）

注：

（1）血清淀粉酶在起病后 6 ~ 12 小时开始升高，48 小时后开始下降，但仍高于正常值，持续 3 ~ 5 天，超过正常值 3 倍可以确诊（其他急腹症一般不超过正常值的 2 倍）；

（2）血清脂肪酶常在起病后 24 ~ 72 小时开始升高，持续 7 ~ 10 天，对就诊较晚的急性胰腺炎有诊断价值，特异性较高；

（3）尿淀粉酶升高较晚，在发病后 12 ~ 14 小时开始升高，高于正常值，持续 1 ~ 2 周，下降较慢，但尿淀粉酶值受患者尿量的影响；

（4）淀粉酶水平的高低不一定反映病情的轻重，出血坏死型胰腺炎淀粉酶水平可以不高。

※ 临床

患者中老年女性，腹痛入院，血淀粉酶、脂肪酶高于正常值 3 倍以上，结合腹部彩色多普勒超声及全腹 CT 结果考虑急性胰腺炎；

予以吸氧、禁饮食、胃肠减压、抑酸、抑制胰酶分泌、抗感染、纠正电解质、补液等治疗，并动态监测淀粉酶、脂肪酶、血常规、肝肾功及电解质等；

治疗后患者血淀粉酶、血常规、C- 反应蛋白、凝血检查等均恢复正常，无明显腹痛、腹胀后出院。

※ 评述

疾病概述

◆ 急性胰腺炎是一种常见急腹症，为胰酶被激活后引起胰腺自身消化所致急性炎症；

◆ 发病原因多为胆管疾病或酗酒；

◆ 病理分型为急性水肿型胰腺炎（多见，约占90%）和急性出血坏死型胰腺炎（较少见），分别对应临床上急性轻型胰腺炎和急性重型胰腺炎，前者预后良好，一般可完全恢复，后者易产生并发症，死亡率高；

◆ 临床确诊急性胰腺炎一般应具备以下3条中任意2条

（1）急性、持续性中上腹痛；

（2）血淀粉酶或脂肪酶＞正常值上限3倍；

（3）急性胰腺炎的典型影像学改变。

◆ 急性胰腺炎治疗主要采用内科对症治疗，外科治疗主要针对胰腺炎病因解除及并发症处理，介入超声在急性期对脓肿引流及后期并发症处理有较好价值。

超声表现

◆ 胰腺弥漫性肿大，少数为局限性肿大；

◆ 水肿型胰腺炎多数边界清晰，回声均匀减低，出血坏死型胰腺炎多数边界模糊不清，内部回声不均；

◆ 肿大胰腺压迫使胰后脾静脉变细或显示不清；

◆ 急性胰腺炎并发症

（1）胰周、小网膜囊及腹膜腔积液；

（2）胰腺假性囊肿：发病后2～4周形成，囊性包块，单房或多房，边界清楚，继发感染时囊内透声欠佳；

（3）胰腺脓肿：严重并发症，为厚壁囊性包块，内透声差；

（4）脾静脉周围炎症或形成血栓：前者表现为包绕脾静脉管壁的低回声区，后者显示脾静脉内等低回声充填；

（5）麻痹性肠梗阻：肠管扩张及肠管积液；

（6）胰腺假性动脉瘤：肿块内充满血流信号；

（7）胆管扩张：胰头部炎性水肿压迫胆总管所致。

鉴别诊断

◆ 消化系溃疡穿孔：有典型溃疡病史，腹痛突然加剧，腹肌紧张，X 线透视膈下有游离气体；

◆ 急性胆囊炎、胆石症：血尿淀粉酶水平轻度升高，胰腺无肿大，超声可明确诊断；

◆ 急性肠梗阻：胰腺无肿大，超声可见肠管扩张积液，腹部 X 线可见液气平面；

◆ 心肌梗死：心电图显示心肌梗死图像，超声显示节段性室壁运动异常，心肌酶升高，淀粉酶正常。

超声价值

◆ 结合实验室检查和其他影像学检查，典型声像图者可提示，不典型者须随访；

◆ 典型声像图者超声可区分急性水肿型与出血坏死型胰腺炎；

◆ 动态随访观察病情，检出并发症；

◆ 超声引导下穿刺引流胰内外积液、出血、假性囊肿、脓肿，具有一定的治疗价值。

体会

◆ 临床接诊急腹症患者，首先扫查胰腺，询问病史，观察胆管系统，声像图典型时可提示胰腺炎，不典型时建议随访或进一步检查；

◆ 胰腺炎时肠气较多，图像质量较差，应采用加压、改变体位、探头左高右低位等方法扫查。

另附病例 1

※ 病史

患者女性，58 岁，持续上腹部疼痛 3 天，血淀粉酶水平正常，血脂肪酶水平升高为 184.7 IU/L。

※ 超声

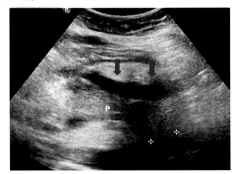 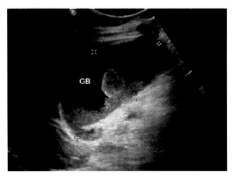

图 3-1-5 胰腺体积增大，回声减低，脾静脉受压，胰周渗液（ ↑ ），胆囊内胆泥形成

超声诊断 急性胰腺炎，急性胆囊炎伴胆泥（图 3-1-5）。

CT 诊断 急性胰腺炎，胰周渗出，盆腔积液，急性胆囊炎。

临床诊断及处理 急性胰腺炎，对症治疗。

另附病例 2

※ 病史

患者男性，46 岁，持续上腹部疼痛 2 天，血淀粉酶水平升高为 422 IU/L、脂肪酶水平升高为 195 IU/L。

※ 超声

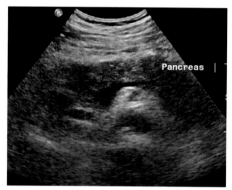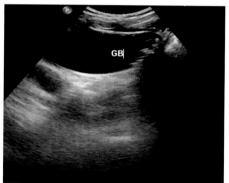

图 3-1-6　胰腺体积增大，回声减低，胆囊多发结石

超声诊断 急性胰腺炎，急性胆囊炎伴胆囊多发结石（图 3-1-6）。

CT 诊断 急性胰腺炎，急性胆囊炎。

MRCP 诊断 急性胰腺炎，急性胆囊炎，胆囊多发结石。

临床诊断及处理 急性胰腺炎，对症治疗。

另附病例 3

※ 病史

患者男性，48 岁，腹痛、腹胀 10 余天，加重 1 天，血淀粉酶水平正常，血脂肪酶水平为 60.8 IU/L。

※ **超声**

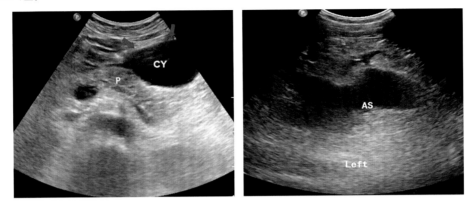

图 3-1-7 胰腺体积增大，胰腺体尾部前方假性囊肿形成（ ⬆ ），腹腔少量积液，CY：囊肿

超声诊断 胰腺体积增大，胰腺体尾部前方假性囊肿形成，腹腔少量积液（图 3-1-7）。

CT 诊断 急性胰腺炎，假性囊肿形成。

MRCP 诊断 急性胰腺炎，假性囊肿形成。

临床诊断及处理 急性胰腺炎，对症治疗及囊肿引流术。

第二节　慢性胰腺炎

※ 病史

患者男性，85 岁，间断腹痛 4 年，排便不畅 1 年，加重 8 天。

※ 超声

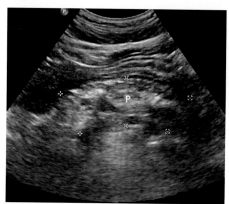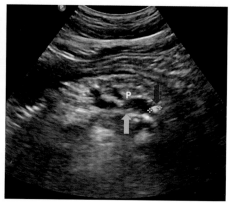

图 3-2-1　胰腺体积增大，回声不均匀，多发强回声斑，胰管纡曲扩张（⬆），内部多发强回声斑（⬆）

超声诊断　胰腺体积增大，回声不均伴多发钙化斑；胰管扩张伴多发结石，考虑慢性胰腺炎（图 3-2-1）。

※ 其他影像——CT

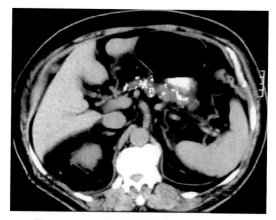

图 3-2-2　CT 显示胰腺多发斑点状钙化灶

CT 诊断 胰腺多发斑点状钙化灶，考虑慢性胰腺炎（图 3-2-2）。

※ 实验室检查

血淀粉酶为 33.7 IU/L（35 ~ 135 IU/L）；血脂肪酶为 18.8 IU/L（< 60 IU/L）。

※ 临床

◆ 患者老年男性，腹痛腹胀入院，血淀粉酶、脂肪酶水平正常，结合腹部彩色多普勒超声及全腹 CT 检查结果考虑为慢性胰腺炎；
◆ 临床症状不明显，内科对症治疗，定期随诊。

※ 评述

疾病概述

◆ 慢性胰腺炎是胰腺实质的反复性或持续性炎症，胰腺组织和功能持续性损伤；
◆ 常见病因：胆管疾病，酒精中毒，自身免疫性等；
◆ 病理：胰岛细胞被破坏，胰腺实质纤维化、钙化及假性囊肿形成，胰管不同程度扩张；
◆ 病程长，可无临床表现，重者有腹痛、脂肪泻、糖尿病或黄疸；
◆ 治疗：多为内科保守治疗（节制饮食，补充胰酶等）。

超声表现

◆ 胰腺大小正常、肿大或萎缩；
◆ 轮廓不清楚，边缘不规则；
◆ 实质回声增粗、不均匀，内部点状、条索状高回声；
◆ 胰管不规则扩张，常 > 3mm，内部多发结石；
◆ 部分胰周假性囊肿形成。

超声价值

◆ 典型声像图，超声可提示其诊断；
◆ 超声对假性囊肿的诊断敏感度高，约 95%，可行超声引导下穿刺引流；
◆ 对慢性胰腺炎的局限性炎性肿块，难以与胰腺癌鉴别时，可行超声引导下细针穿刺活检。

鉴别诊断

◆ 胰腺癌：慢性胰腺炎局限性肿块与胰腺癌声像图相似，均为低回声，边界欠清楚，但胰腺癌肿块明显，胰管均匀扩张，肝内外胆管扩张，其余胰腺组织声像图基本正常，周围可见淋巴结转移或肝转移；

◆ 正常老年胰腺：回声均匀性增强，体积小，无胰腺钙化和胰管结石。

另附病例 1

※ 病史

患者男性，60 岁，持续上腹部憋胀、不适 3 天。

※ 超声

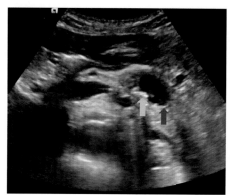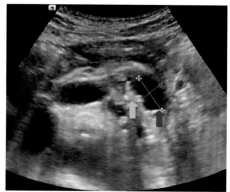

图 3-2-3　胰腺轮廓不清楚，回声不均匀，
内部多发强回声斑（⬆），体尾部假性囊肿（⬆），大小为 2.2cm×1.4cm

超声诊断　慢性胰腺炎，体尾部假性囊肿（图 3-2-3）。

CT 诊断　慢性胰腺炎，体尾部假性囊肿。

临床　对症治疗。

另附病例 2

※ 病史

患者男性，55 岁，间断腹痛 2 个月，加重 10 天。

※ 超声

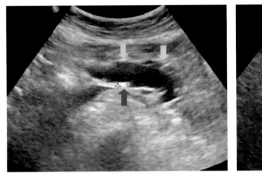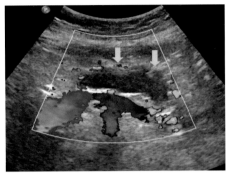

图 3-2-4　胰腺轮廓不清楚，回声不均匀，胰管不规则扩张（ ⬆ ），内部多发强回声团（ ⬆ ）

超声诊断　慢性胰腺炎，胰管扩张伴多发结石（图 3-2-4 ）。

CT 诊断　慢性胰腺炎。

临床　对症治疗。

另附病例 3

※ 病史

患者食欲不振 3 个月，加重 5 天。

※ 超声

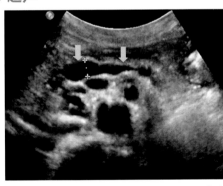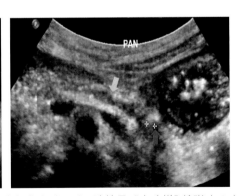

图 3-2-5　胰腺轮廓欠清楚，回声不均匀伴多发钙化斑（ ⬆ ），胰管呈"串珠样"扩张（ ⬆ ）

超声诊断　慢性胰腺炎（图 3-2-5 ）。

CT 诊断　慢性胰腺炎，胰体萎缩伴钙化。

临床　对症治疗。

第三节 自身免疫性胰腺炎

病 例 1

※ 病史

患者男性，73岁，恶心、上腹部不适10个月。

※ 超声

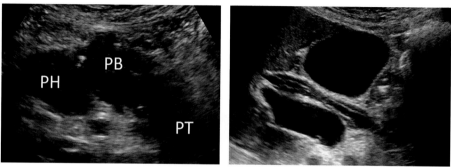

图 3-3-1 胰腺体积增大，回声弥漫性减低不均匀，肝门部胆管管壁弥漫性增厚，
PH：胰头；PB：胰体；PT：胰尾

超声诊断 胰腺弥漫性肿大，回声减低；肝外胆管弥漫性增厚，自身免疫性胰腺炎可能，建议进一步检查（图 3-3-1）。

※ 其他影像——CT

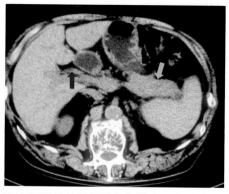

图 3-3-2 CT 显示胰腺体尾部形态饱满（↑），羽毛状结构消失，
周围脂肪间隙可见液性渗出，胆总管壁弥漫性均匀增厚（↑）

CT 诊断 胰腺体尾部肿胀，周边脂肪间隙内渗出，考虑胰腺炎，请结合临床化验除外自身免疫性胰腺炎（图 3-3-2）。

※ 实验室检查

IgG4 为 61.3g/L（正常范围 0.8 ～ 1.35g/L）。

※ 临床诊断

自身免疫性胰腺炎。

病 例 2

※ 病史

患者男性，51 岁，腹部不适伴巩膜黄染 3 个月余。

※ 超声

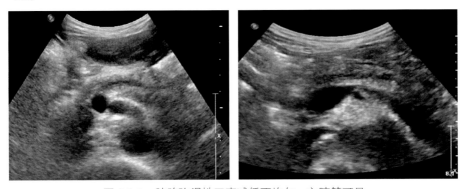

图 3-3-3 胰腺弥漫性回声减低不均匀，主胰管可见

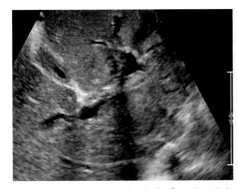
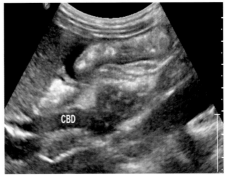

图 3-3-4 肝实质回声不均匀，肝内外胆管略扩张，壁毛糙

超声诊断 胰腺弥漫性回声减低，胰管显示（图 3-3-3）；肝实质回声不均匀，肝内外胆管略增宽（图 3-3-4），自身免疫性胰腺炎？并肝内外胆管受累，请结合临床。

※ **实验室检查**

IgG4 为 43.40g/L（正常范围 0.8 ~ 1.35g/L）。

※ **临床诊断**

自身免疫性胰腺炎。

病 例 3

※ **病史**

患者男性，74 岁，皮肤黄染伴瘙痒 1 周，外院 MRI 显示胰头占位；外院 CT 显示肝内外胆管梗阻性扩张，梗阻点位于胰头部，本院 PET-CT 显示胰腺弥漫性肿大，代谢增高，高度疑似自身免疫性胰腺炎。

※ **超声**

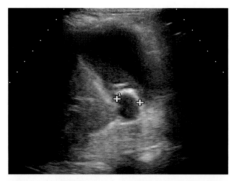

图 3-3-5　胆囊炎伴胆囊多发结石、胆汁淤积

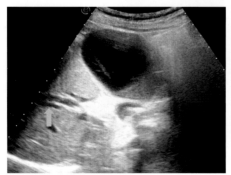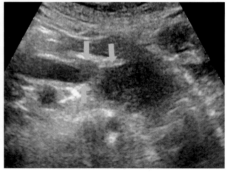

图 3-3-6　肝内外胆管轻度扩张，胆总管末端管壁增厚，管腔轻度狭窄（⇧）

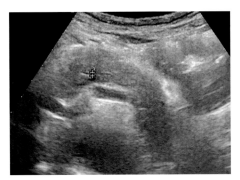

图 3-3-7　主胰管可见

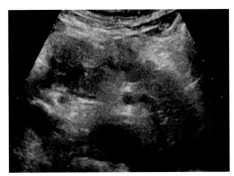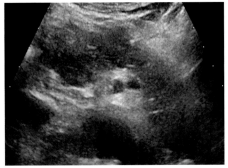

图 3-3-8　胰腺体积增大，回声弥漫性减低不均匀，多断面扫查无占位效应

超声诊断　胆囊炎伴胆囊多发结石、胆汁淤积（图 3-3-5）；肝内外胆管轻度扩张，胆总管末端轻度狭窄（图 3-3-6）；胰腺弥漫性肿大，回声减低（图 3-3-7，图 3-3-8），建议进一步检查除外自身免疫性胰腺炎。

※ 实验室检查

IgG4 为 12.8g/L（正常范围 0.8 ~ 1.35g/L）。

※ 临床诊断

自身免疫性胰腺炎。

※ 评述

疾病概述

◆ 自身免疫性胰腺炎是由自身免疫介导、以胰腺肿大和胰管不规则狭窄为特征的一种特殊类型的慢性胰腺炎，是 IgG4 相关性疾病的一种类型（胰腺受累）；

◆ 临床特点：老年男性多见，梗阻性无痛性黄疸，轻微腹痛及背痛；可合并其他组织器官肿块或肿大（胆管、腮腺、泪腺、淋巴结等）；

◆ 分型：局灶性和弥漫性。

诊断依据

（1）影像学表现；

（2）血清学检查；

（3）组织病理学检查；

（4）激素治疗有效；

（5）出现胰腺外的病变；

（6）排他性诊断。

◆ 鉴别诊断：局灶性自身免疫性胰腺炎须与胰腺癌或胆道肿瘤鉴别；

◆ 治疗：一般激素治疗有效（症状明显改善或消退）。

超声表现、价值

◆ 典型表现：胰腺弥漫性增大，回声减低；

◆ 不典型表现：胰腺局限性增大或肿块；

◆ 其他器官受累：肝内外胆管、腮腺或泪腺受累，纵隔淋巴结肿大、腹膜后纤维化等；

◆ 超声价值：提示临床患该病的可能，避免不必要的手术。

第四节　胰腺脂肪浸润

※ 病史

患者女性，48 岁，外院 CT 疑诊胰头部占位（图 3-4-1）。

※ 超声

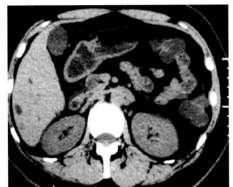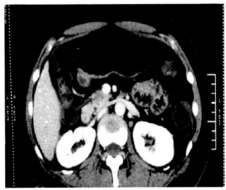

图 3-4-1　CT 显示胰头部形态饱满，密度增高，呈脂肪样密度（⬆）

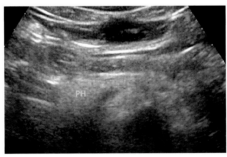

图 3-4-2　胰头形态饱满，回声增高，边界模糊，无明确占位效应

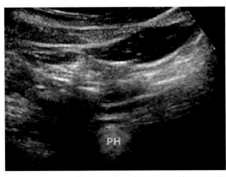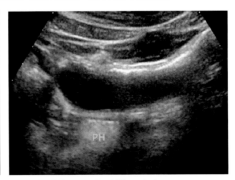

图 3-4-3　多断面扫查显示胰头部回声增高（类脂肪样回声）

超声诊断　胰头饱满，回声增高，考虑脂肪浸润（图 3-4-2～图 3-4-3）。

※ 其他影像——MRI

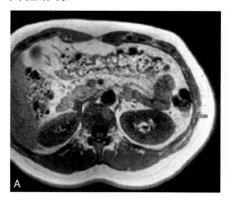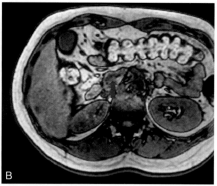

图 3-4-4　胰腺脂肪浸润 MRI 图像

A. 同相位（水加脂）：胰头部饱满（⬆），信号均匀；
B. 反相位（水减脂）：胰头局部信号减低，即胰头区压脂试验阳性

MRI 诊断　胰头饱满、信号异常，考虑脂肪浸润（图 3-4-4）。

※ 评述

疾病概述

◆ 胰腺脂肪浸润组织病理学分两种：①胰腺细胞内三酰甘油累积；②脂肪组织替代胰腺实质。前者与肥胖、高血脂、糖尿病等有关；后者因各种因素激活胰酶，破坏胰腺组织，脂肪组织替代；

◆ 组织学为金标准，但临床上常用影像学进行确诊，目前认为 MRI 是无创检测脂肪浸润的金标准；

◆ 治疗：一般无须特殊处理。

诊断要点及体会

◆ 胰腺形态饱满，回声增高，类脂肪样，边缘模糊，多断面扫查无占位效应；

◆ 应进一步做 MRI 压脂试验；

◆ 二者结合可提高诊断价值。

另附病例 1

※ 病史

患者女性，50 岁，无明显不适，体检发现胰腺回声异常。

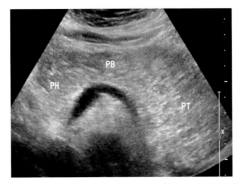

图 3-4-5 胰腺形态饱满，回声增高，边缘模糊

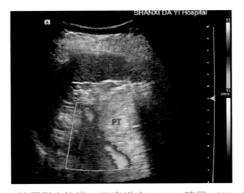

图 3-4-6 胰尾形态饱满，回声增高，PT：胰尾；SV：脾静脉

超声诊断 结合 CT 影像，考虑胰腺脂肪浸润（图 3-4-5，图 3-4-6）。

※ 其他影像——CT

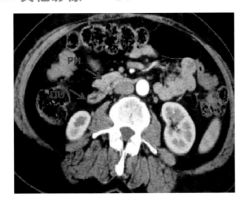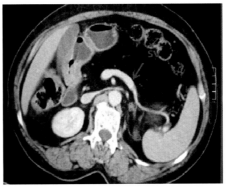

图 3-4-7 CT 显示胰头部分，胰腺体、尾区呈脂肪密度（ ↑ ），PH：胰头；DU：十二指肠；SV：脾静脉

CT 诊断 胰腺体尾部异常信号，考虑胰腺脂肪浸润（图 3-4-7）。

第五节 胰腺囊肿

病 例 1

※ 病史

患者男性，42 岁，车祸外伤后 2 个月，上腹部疼痛。

※ 超声

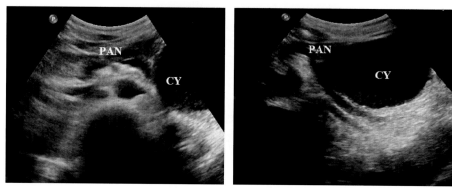

图 3-5-1 胰腺体尾部囊性包块，大小为 13cm×6cm，
边界清楚，形态尚规则，PAN：胰腺；CY：假性囊肿

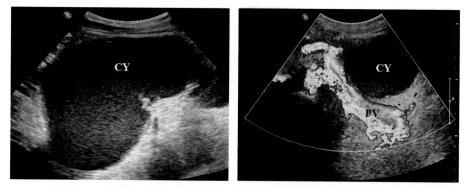

图 3-5-2 包块位于脾静脉前方，内部透声差，细密点状低回声，无血流

超声诊断 胰腺体尾部囊性包块，结合病史，考虑胰腺假性囊肿（图 3-5-1，图 3-5-2）。

※ 其他影像——CT

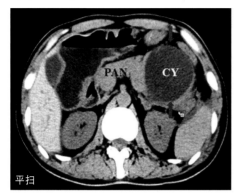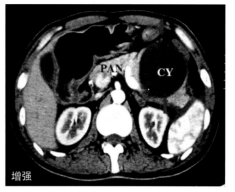

图 3-5-3 CT 显示左侧腹腔巨大囊性占位，与胰腺体尾部相延续，包膜完整，
周围脏器受压推挤，其内密度均匀，增强扫描未见强化

CT 诊断 胰腺体尾部巨大囊性包块，考虑外伤所致假性囊肿（图 3-5-3）。

※ 病理

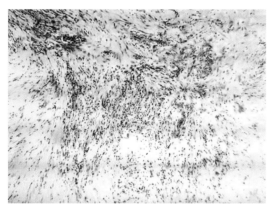

图 3-5-4 胰腺体尾部囊肿形成，囊壁纤维组织增生、
玻璃样变性伴慢性炎细胞浸润及陈旧性出血，未见明确衬覆上皮（HE，×100）

病理诊断 符合胰腺假性囊肿（图 3-5-4）。

病 例 2

※ 病史

患者女性，41 岁，间断腹部及腰背部不适 2 周就诊。

※ 超声

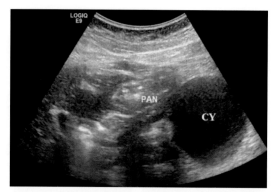

图 3-5-5　胰腺体尾部囊性包块，大小为 6cm×6cm

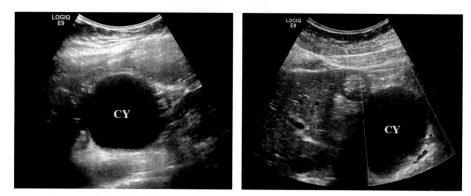

图 3-5-6　包块边界清楚，类圆形，内部透声好，后方回声增强，无血流信号

超声诊断　胰腺体尾部囊性包块，考虑胰腺假性囊肿（图 3-5-5，图 3-5-6）。

※ 病理

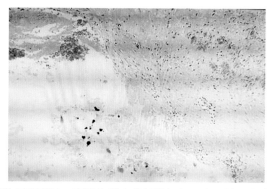

图 3-5-7　胰腺体尾部囊肿，囊壁为增生的纤维组织，未见衬覆上皮（HE，×100）

病理诊断　符合胰腺假性囊肿（图 3-5-7）。

病 例 3

※ 病史

患者女性，52 岁，体检发现胰腺肿物一天就诊，无明显不适。

※ 超声

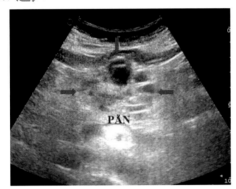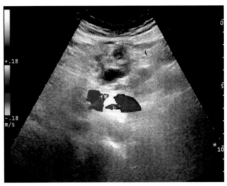

图 3-5-8　胰腺体部囊实性占位，大小为 6.7cm×3.8cm，边界尚清楚，内可见多发分隔，无血流（↑）

超声诊断　胰腺体部囊实性占位（图 3-5-8）。

※ 病理

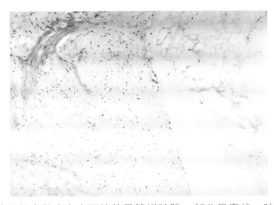

图 3-5-9　增生的纤维脂肪组织内散在大小不等的导管样腔隙，部分呈囊状，腔内含分泌物（HE，×100）

病理诊断　符合潴留性囊肿（图 3-5-9）。

※ 评述

疾病概述

◆ 胰腺囊肿分为真性囊肿及假性囊肿；

◆ 真性囊肿：胰腺本身发生的囊肿，囊壁来自腺管或腺上皮组织，主要包括先天性囊肿和潴留性囊肿，囊壁内衬上皮组织

（1）先天性囊肿：胰腺导管及腺泡先天性发育异常所致，小儿多见，与遗传有关，常合并多囊肝、多囊肾；

（2）潴留性囊肿：常见的真性囊肿，多由胰腺炎致胰管梗阻，胰液在胰管内滞留所致，多单发，一般较小。

◆ 假性囊肿：急性出血坏死性胰腺炎或外伤后，胰腺渗出液、坏死物等外溢，被周围纤维组织包裹，形成假性囊肿，囊肿较大时压迫周围脏器，可引起相应症状，囊壁无上皮组织；

◆ 胰腺囊肿以假性囊肿多见，较大时可抽液治疗或手术切除；囊肿较小时一般不须处理。

诊断要点

真性囊肿

◆ 多位于体部，多发，体积小，多合并多囊肝、多囊肾；

◆ 潴留性囊肿有胰腺炎病史，超声不易与假性囊肿区别，后者好发于重症胰腺炎。

假性囊肿

◆ 胰腺局部囊性包块，一般较大；

◆ 可压迫周围组织；

◆ 可伴有胰腺炎声像图改变；

◆ 多发生于胰腺外伤或胰腺炎后。

鉴别诊断

◆ 应注意与周围脏器囊肿鉴别；

◆ 假性囊肿与胰腺囊腺瘤（癌）鉴别：前者壁薄、多无分隔、多有外伤或胰腺炎病史，超声造影或影像增强有一定价值。

第六节 胰腺癌

病 例 1

※ 病史

患者男性，75 岁，上腹部疼痛 3 个月，加重 1 周。

※ 超声

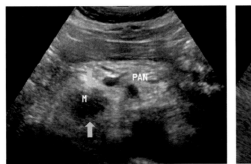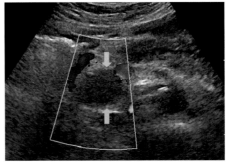

图 3-6-1　胰腺钩突部实性低回声占位（⬆），大小为 2.5cm×2.3cm，
边界不清楚，形态不规则，无血流信号，主胰管无扩张

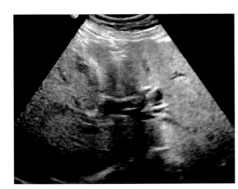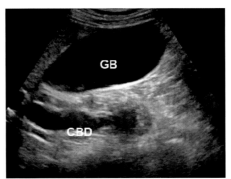

图 3-6-2　胆囊体积增大，张力增高，肝内外胆管扩张

超声诊断　胰腺钩突部实性占位，考虑胰头癌（图 3-6-1）；胆囊体积增大，肝内外胆管扩张（图 3-6-2）。

※ 其他影像——CT

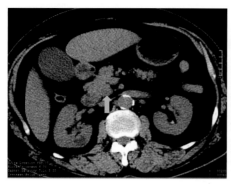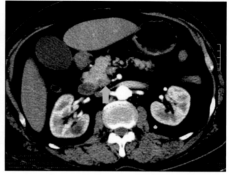

图 3-6-3　CT 显示胰头钩突部占位（⇧），无明显强化

CT 诊断　胰头钩突部占位（图 3-6-3），考虑胰头癌，肝内外胆管扩张，肝门部及胰周多发小淋巴结。

※ 病理

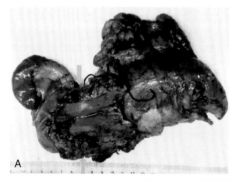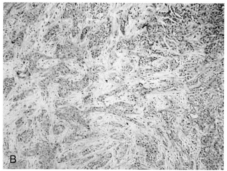

图 3-6-4　胰腺导管腺癌病理组织图

A. 胰腺组织切面内可见一结节样物（⇧），大小为 3.5cm×3cm×2cm，灰黄色，实性，质中，界尚清；
B. 异型性细胞呈腺管样及团巢状排列（HE，×100）

病理诊断　导管腺癌Ⅱ—Ⅲ级（图 3-6-4）。

病 例 2

※ 病史

患者男性，45 岁，上腹部不适半年，加重半个月。

※ 超声

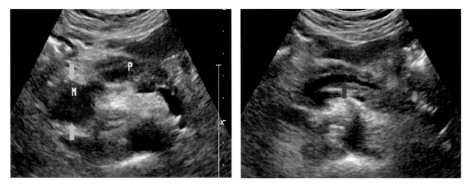

图 3-6-5　胰头部实性低回声占位（⬆），大小为 2.5cm×2.1cm，
边界不清楚，形态不规则，主胰管增宽（⬆）

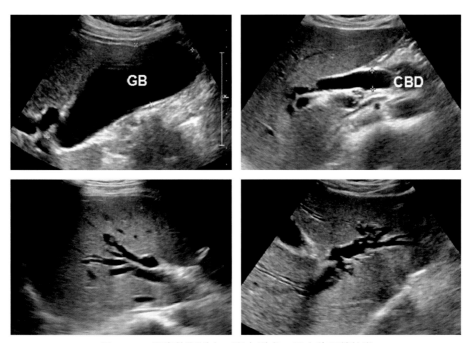

图 3-6-6　胆囊体积增大，张力增高，肝内外胆管扩张

　　超声诊断　胰头部实性低回声占位，考虑胰头癌（图 3-6-5）；胆囊体积增大，肝内外
胆管扩张（图 3-6-6），胰管扩张。

※ 其他影像——CT

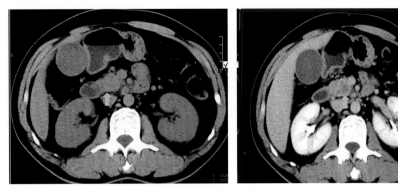

图 3-6-7 CT 显示胰头部占位（⬆），不均匀低强化

CT 诊断 胰头部占位，考虑胰头癌，胆管、胰管扩张，腹主动脉周围、胰头周围多发肿大淋巴结（图 3-6-7）。

※MRCP 及病理

MRCP 诊断 胆总管下端梗阻伴肝内、外胆管及胰管扩张，考虑胰头占位。

病理诊断 胰腺导管腺癌Ⅱ—Ⅲ级。

病 例 3

※ 病史

患者男性，56 岁，上腹部疼痛 2 个月，加重 1 周。

※ 超声

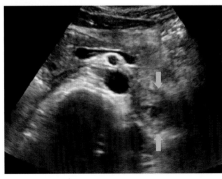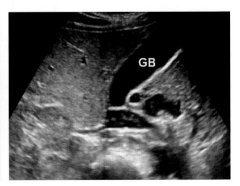

图 3-6-8 胰尾部等回声实性占位（⬆），类圆形，大小为 2.7cm×2.9cm，边界尚清楚，形态规则，回声不均匀，胰管无扩张，肝内外胆管无扩张，胆囊大小正常

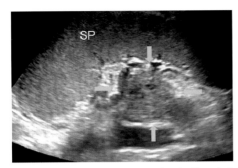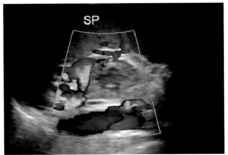

图 3-6-9　胰尾部等回声实性占位（ ⇧ ），无血流信号

超声诊断　胰尾部实性占位，考虑恶性（图 3-6-8，图 3-6-9）。

※ 其他影像——CT

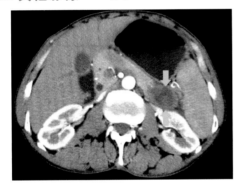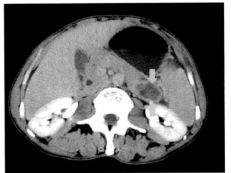

图 3-6-10　CT 显示胰尾部实性占位（ ⇧ ），强化不明显

CT 诊断　胰尾部实性占位，恶性可能性大（图 3-6-10）。

※ 病理

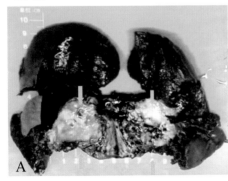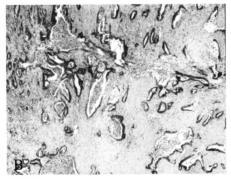

图 3-6-11　胰腺腺癌病理组织图

A. 胰腺组织切面内可见一肿物（ ⇧ ），大小为 5cm×4cm×2.8cm，灰黄色，实性，质略脆，界欠清；
B. 异型性细胞呈腺管样及团巢状排列（HE，×100）

病理诊断 胰体尾腺癌Ⅱ—Ⅲ级（图 3-6-11）。

※ 评述

疾病概述

◆ 胰腺癌大多来源于胰管上皮细胞，胰头多见，约占 75%，体、尾部约占 20%，多为腺癌，多见于 40 岁以上男性；

◆ 临床表现：腹痛、腹胀、黄疸、乏力消瘦、腰背部痛等；

◆ 临床特点：早诊率低、转移率高、手术率低。

超声表现

直接征象

◆ 胰腺内实性低回声不规则肿块；

间接征象

◆ 胰头癌时常有胆囊增大，肝内、外胆管扩张，胰管扩张；

◆ 胰周血管受压、受侵；

◆ 周围脏器受侵，局部淋巴结转移及远处转移。

鉴别诊断

◆ 胰腺囊腺瘤和囊腺癌：囊实性，体、尾部多见，浆液性囊腺瘤多房，薄壁，黏液性囊腺瘤单囊或少囊，囊壁厚薄不一，常有乳头状凸起；囊腺癌临床罕见，多由囊腺瘤恶变而来；

◆ 胰腺神经内分泌肿瘤：起源于胰腺神经内分泌细胞，分为功能性、非功能性，功能性中胰岛细胞瘤最多见，多位于体、尾部，体积小，低回声，临床症状典型；非功能性，体积较大，有包膜，边界清楚，可出血和囊性变，临床少见，无明显症状，影像增强有助于鉴别。

超声价值

◆ 腹部超声属常规检查，有利于胰腺病变的早期筛查；

◆ 胰腺位于腹膜后，易受胃肠气体干扰，检查时需认真仔细，高度重视，多切面、多体位、多方位扫查，以便早期发现病变，充盈胃腔有利于显示胰腺；

◆ 超声可提示胰腺肿物的部位、大小、血供，器官是否受累，淋巴结是否转移。

第七节　胰腺囊腺瘤

病　例 1

※ 病史

患者女性，47 岁，体检发现胰尾部肿物。

※ 超声

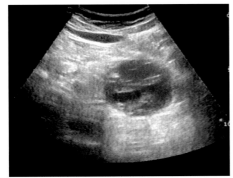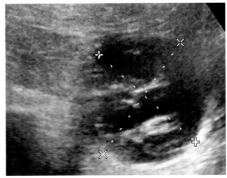

图 3-7-1　胰尾部多房囊性病变，大小为 5.3cm×5.7cm，边界清楚，形态规则，内部多发分隔

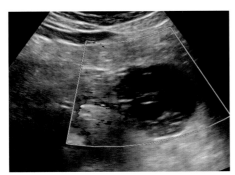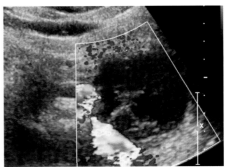

图 3-7-2　肿物内未见明显血流信号

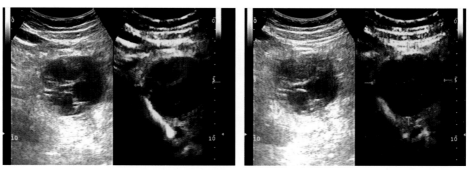

图 3-7-3　超声造影显示胰尾部病变囊壁光整，囊内多发分隔，分隔光整、低强化，未见乳头及其他

超声诊断　胰尾部分隔囊性病变，考虑良性（图 3-7-1 ～ 图 3-7-3 ）。

※ 病理

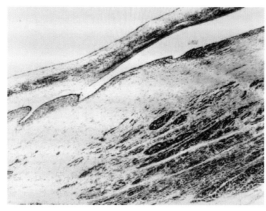

图 3-7-4　可见衬附的黏液性上皮和其下的卵巢样间质（HE，×40 ）

病理诊断　胰腺体尾黏液性囊腺瘤（图 3-7-4 ）。

病　例 2

※ 病史

患者男性，76 岁，体检发现胰头部占位，不伴腹痛、腹胀。

※ 超声

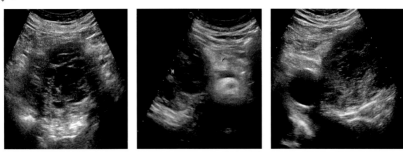

图 3-7-5　胰头部多房囊性病变，大小为 8.4cm×6.3cm，边界尚清楚，形态规则，内部多发分隔

超声诊断　胰头部多房囊性肿物（图 3-7-5）。

※ 其他影像——CT

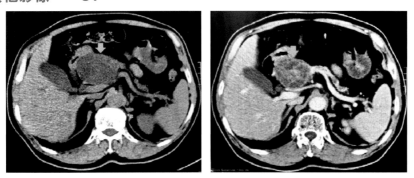

图 3-7-6　CT 显示胰头部类圆形囊实性肿块（⬆），
大小为 6.2cm×6.7cm，内部厚薄不均样分隔，分隔低强化

CT 诊断　胰头部囊实性肿块，浆液性囊腺瘤可能性大（图 3-7-6）。

※ 病理

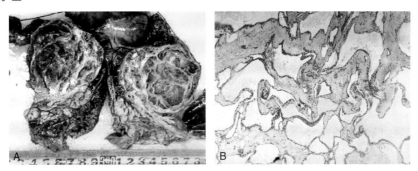

图 3-7-7　胰腺浆液性囊腺瘤病理组织图

A.胰头可见一肿物，切面呈多房囊性，内壁光整，壁菲薄，肿物与胰腺组织分界清楚；
B.囊壁衬以单层立方或扁平上皮细胞，胞质透明（HE，×40）

病理诊断 胰头浆液性囊腺瘤（图 3-7-7）。

※ 评述

疾病概述

◆ 胰腺囊腺瘤少见，发生于胰腺导管上皮的良性肿瘤，中年女性多见，各部位均可发生，好发于胰腺体、尾部，一般体积较大；

◆ 临床早期常无症状，肿块较大时可引起上腹痛；

◆ 圆形或分叶状，有完整包膜，内部为多房性或蜂窝状囊腔；

◆ 分类：①浆液性囊腺瘤：多发的小囊构成，内含透明液体，无恶变倾向；②黏液性囊腺瘤：单囊或几个大囊组成，囊内多伴有乳头状结构，充满黏液，囊壁厚薄不一，有恶变可能；

◆ 囊腺癌：临床罕见，多由囊腺瘤恶变而来。

超声表现

◆ 浆液性囊腺瘤：多房，囊性，薄壁，中心分隔可见钙化，分隔和囊壁低强化；

◆ 黏液性囊腺瘤：单囊或少囊，囊壁厚薄不一，常有乳头状凸起，分隔、囊壁及实性部分等、低强化。

鉴别诊断

◆ 胰腺假性囊肿：多有急性胰腺炎或外伤史，囊壁薄，囊内多无分隔，胰腺可肿大、萎缩、主胰管扩张、结石等；

◆ 胰腺癌：多发生于胰头部，低回声实性肿块，具有恶性肿块声像图特点，多有 4 个扩张（肝内、肝外胆管、胰管、胆囊）；

◆ 胰腺实性假乳头状瘤：少见，好发于年轻女性，多突出于胰腺外，囊实性肿块，体积较大，增强影像有一定的鉴别诊断价值。

超声价值

◆ 超声可显示肿物，结合声像图特点，可提示本病，是胰腺囊腺瘤初筛手段，但其超声表现多样性，常规超声误诊率较高，结合超声造影可提高诊断率。

第八节 胰腺神经内分泌肿瘤

病 例 1

※ 病史

患者女性，65岁，体检发现胰体部实性占位2个月余，无任何不适。

※ 超声

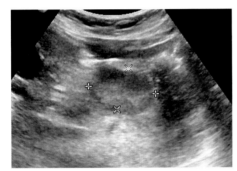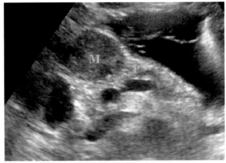

图 3-8-1 胰体部实性低回声肿物，大小为 3.9cm×2.5cm，边界清楚

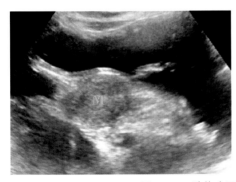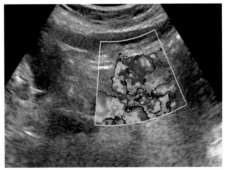

图 3-8-2 肿物内可见较丰富血流信号

超声诊断 胰体部低回声实性肿物，考虑胰腺内分泌肿瘤，建议行增强影像进一步检查（图 3-8-1，图 3-8-2）。

※ 其他影像——CT

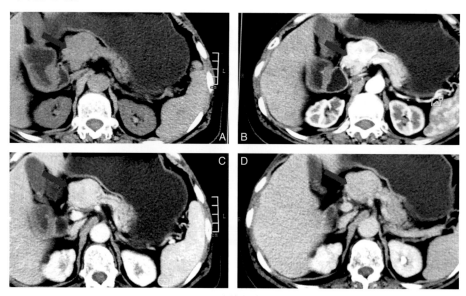

图 3-8-3 CT 显示胰体部富血供结节（ ⬆ ）

A. 平扫图像；B. 动脉期图像；C. 静脉期图像；D. 延迟期图像

CT 诊断 胰体部富血供结节，考虑胰腺内分泌肿瘤（图 3-8-3）。

※ 实验室检查

空腹血糖为 5.3mmol/L（3.9 ~ 6.1mmol/L）；空腹胰岛素为 10.9μU/ml（1.9 ~ 23μU/ml）；空腹 C 肽为 0.65ng/ml（0.25 ~ 5.19ng/ml）；淀粉酶为 102.4IU/L（27 ~ 131IU/L）；脂肪酶为 47IU/L（＜ 60IU/L）。

※ 病理

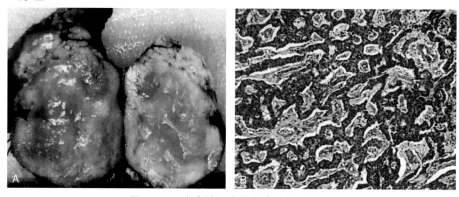

图 3-8-4 胰腺神经内分泌瘤病理组织图

A. 结节样物，大小为 3.5cm×3.3cm×3.2cm，包膜完整，切面灰白、灰红，实性，质软；B. 核分裂数＜ 2 个 /10HPF（高倍视野）（细胞增殖指数），Ki67 约 5%（＋）（HE，×100）

病理诊断 胰腺神经内分泌瘤（图 3-8-4）。

<h1 align="center">病 例 2</h1>

※ 病史

患者男性，43 岁，上腹憋胀不适 1 个月余，伴恶心、呕吐。

※ 超声

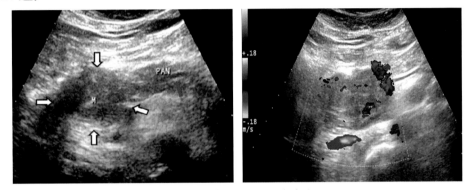

图 3-8-5　胰头区实性占位（⇧），大小为 6cm×5cm，
边界不清楚，形态不规则，少量血流信号，主胰管扩张（⬆）

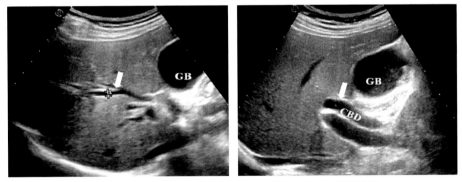

图 3-8-6　肝内外胆管扩张（⇧），胆囊高张力，胆汁淤积

超声诊断 胰头实性占位，考虑恶性（图 3-8-5，图 3-8-6）。

※ 其他影像——CT

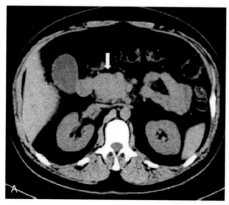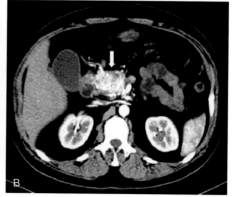

图 3-8-7　A. CT 平扫显示胰头区软组织肿块影（仝），内密度欠均匀，与周围组织分界不清楚；
B. 增强 CT 显示肿块动脉期、静脉期、延迟期均高强化

CT 诊断　胰头区软组织肿块，考虑神经内分泌肿瘤（图 3-8-7）。

※ 实验室检查

空腹血糖 4.9mmol/L（3.9～6.1mmol/L）；空腹胰岛素 5.9μU/ml（1.9～23μU/ml）；空腹 C 肽 1.34ng/ml（0.25～5.19ng/ml）；淀粉酶 64.1IU/L（27～131IU/L）；脂肪酶 35.1IU/L（＜60IU/L）。

※ 病理

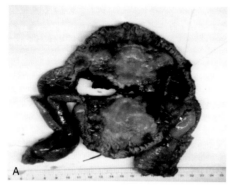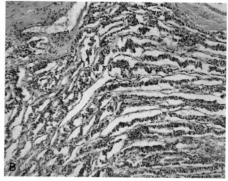

图 3-8-8　胰腺神经内分泌癌病理组织图

A. 实性肿物，大小为 6cm×5cm×3.5cm，切面灰白、灰黄，质脆、略硬，与周围胰腺组织分界欠清楚；
B. 核分裂数＞20 个 /10HPF，Ki67 约 30%（+）（HE，×100）

病理诊断 胰腺神经内分泌癌（图 3-8-8 ）。

※ 评述

疾病概述

◆ 胰腺神经内分泌肿瘤起源于胰腺神经内分泌细胞，低度侵袭性；发病率低，仅占胰腺肿瘤的 1% ~ 2%，生长缓慢，预后好于胰腺癌；

◆ 临床治疗：手术切除；

◆ 分类：①功能性（包括胰岛素瘤、胃泌素瘤、胰高血糖素瘤等）：多因肿瘤早期过度分泌激素和活性胺引起相应临床症状就诊，瘤体较小，影像检查较难发现，定位存在困难，临床经典 Whipple 三联征（阵发性低血糖，发作时血糖 < 2.8mmol/L，经静脉注射或口服葡萄糖或进食后可迅速缓解）是胰岛素瘤的典型表现；②非功能性：缺乏临床特异性，就诊晚，多因肿瘤增大出现相应压迫症状就诊，影像检查易定位，须与胰腺癌鉴别；

◆ 病理诊断：镜下肿瘤细胞分化良好，不易区分良恶性，镜下多根据有无瘤栓、周围有无浸润、肿瘤细胞增殖活性区分良恶性，免疫组化有助于鉴别诊断（表 3-8-1）。

表 3-8-1　2010 年 WHO 神经内分泌肿瘤分级

分级	核分裂象数（/10HPF）	Ki67阳性指数（%）
G1（低级别）	< 2	< 3
G2（中级别）	2~20	3~20
G3（高级别）	> 20	> 20

注：核分裂象和 Ki67 指数分级不一致时，采用分级高的参数 G1、G2 属于神经内分泌瘤，G3 属于神经内分泌癌

超声诊断

◆ 胰腺内实性肿物，多位于体尾部，位于胰头部者可伴胆管、胰管扩张；

◆ 常规超声与胰腺癌难以区分；

◆ 超声造影有助于鉴别，神经内分泌肿瘤多高强化（富血供），胰腺癌多低强化（乏血供）；

◆ 对于有功能的神经内分泌肿瘤，确诊依据为实验室检查，影像学检查的价值为术前定位。

鉴别诊断

◆ 胰腺囊腺瘤和囊腺癌：囊实性，浆液性囊腺瘤多房薄壁，黏液性囊腺瘤单囊或少囊，囊壁厚薄不一，常有乳头状凸起；囊腺癌临床罕见，多由囊腺瘤恶变来；

◆ 胃或左肾肿瘤：胃肿瘤较大，须与胰腺肿瘤鉴别，饮水观察易于区别；脾静脉前方来自胰腺，脾静脉后方来自左肾；

◆ 胰腺癌：低回声结节，恶性肿瘤声像图明显，胰头部多见，胆管梗阻，生长快，症状重，易转移，增强影像显示乏血供，易鉴别。

第九节　胰腺实性假乳头状瘤

病　例 1

※ 病史

患者女性，23 岁，体检发现胰腺肿物 1 个月。

※ 超声

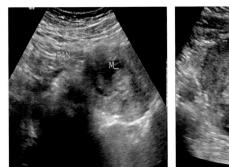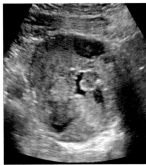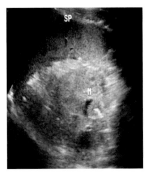

图 3-9-1　胰腺尾部、近脾门处囊实性肿物，大小为 9.8cm×6.2cm，
边界清楚，形态尚规则，内回声不均匀，内部小片状无回声区，胰管、胆管未见扩张

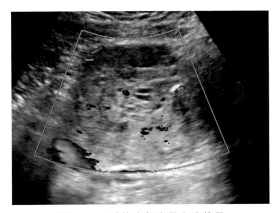

图 3-9-2　肿物内部少量血流信号

超声诊断　胰尾部囊实性占位（图 3-9-1，图 3-9-2）。

※ **其他影像——CT**

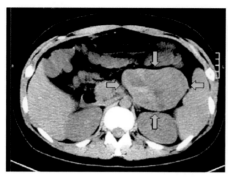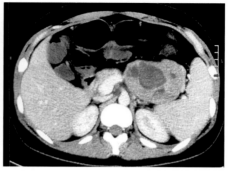

图 3-9-3　CT 显示胰尾部囊实性肿物（⬆），实性部分强化

CT 诊断　胰尾部占位，考虑实性假乳头状瘤（图 3-9-3）。

※ **病理**

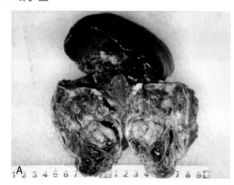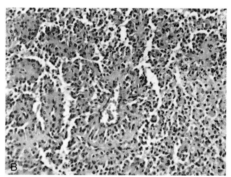

图 3-9-4　胰腺实性假乳头状瘤病理组织图

A. 肿物包膜完整，切面呈囊实性，内壁略粗糙，实性区域呈灰黄、灰红色，质略脆；
B. 可见细胞丰富的实性巢，其间有丰富的小血管，细胞围绕小血管形成所谓的假乳头状排列（HE，×200）

病理诊断　胰尾实性假乳头状瘤（图 3-9-4）。

<h1 style="text-align:center">病 例 2</h1>

※ **病史**

患者女性，36 岁，体检发现胰腺肿物 1 个月。

※ 超声

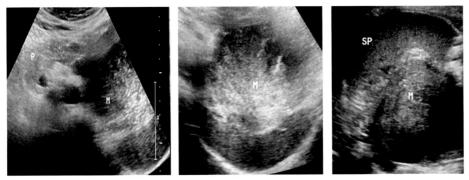

图 3-9-5　胰尾区实性占位，与胰腺关系密切，大小为 10.7cm×10.6cm，
边界欠清楚，形态尚规则，胰管、胆管未见扩张

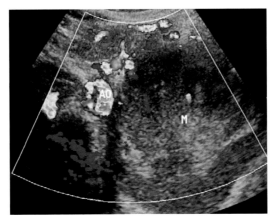

图 3-9-6　肿物内少量血流信号，AO：腹主动脉

超声诊断　胰尾部实性占位（图 3-9-5，图 3-9-6）。

※CT 及病理

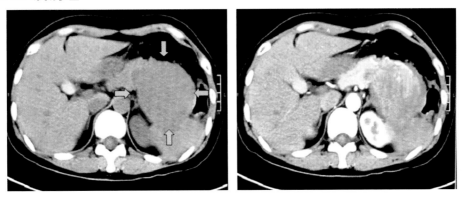

图 3-9-7　CT 显示胰尾部囊实性肿物（ ⬆ ），实性部分不均匀强化

CT 诊断　胰尾部占位，考虑实性假乳头状瘤（图 3-9-7）。

病理诊断　胰尾实性假乳头状瘤。

※ 评述

疾病概述

◆ 胰腺实性假乳头状瘤（solid-pseudopapillary tumor of pancreas，SPTP）是一种少见的良性但具有恶性潜能或低度恶性的肿瘤；

◆ 好发于年轻女性；

◆ 临床表现多无特异性，常在体检时发现，少数有腹痛、不适、触及腹部肿块及相关压迫症状；

◆ 可发生于胰腺任何部位，以胰头、胰尾较多见，肿瘤主要位于胰腺外，仅部分与胰腺组织相连。

超声要点

◆ 年轻女性；

◆ 肿物体积较大，外生性、囊实性；

◆ 肿物与胰腺关系密切；

◆ 超声造影表现为实性部分高强化，消退稍早于胰腺，囊性部分无强化；

◆ 包膜完整，边界清楚，形态规则，内部可见钙化；

◆ 少量血流信号；

◆ 常无明显胆管、胰管扩张及肿瘤浸润转移征象。

鉴别诊断

◆ 胰腺囊腺瘤：多见于中年女性，好发于胰腺体、尾部，超声表现为多房囊性肿物，壁及分隔可见钙化，超声造影表现为囊壁、分隔低强化；

◆ 胰腺癌：多发生于胰头部，低回声恶性肿块声像图表现，4 个扩张（肝内、肝外胆管、胰管、胆囊），超声造影低强化；

◆ 胰腺假性囊肿：多有急性胰腺炎或外伤史，囊壁薄，囊内多无分隔，胰腺可肿大、萎缩、主胰管扩张、结石等，超声造影无强化。

第十节　胰腺常见占位性病变小结

疾病概述

◆ 胰腺囊肿：分为真性囊肿及假性囊肿。

真性囊肿主要包括先天性囊肿和潴留性囊肿。后者多由胰腺炎致胰管梗阻，胰液在管内滞留所致（图 3-10-1）。

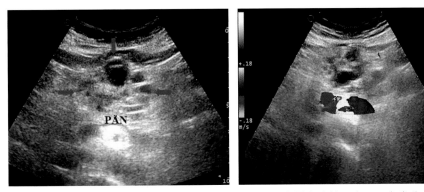

图 3-10-1　胰腺体部囊实性占位，大小为 6.7cm×3.8cm，边界尚清楚，内可见多发分隔，无血流

假性囊肿为急性出血坏死性胰腺炎或外伤后，胰腺渗出液、坏死物等外溢，被周围纤维组织包裹，形成假性囊肿（图 3-10-2）。

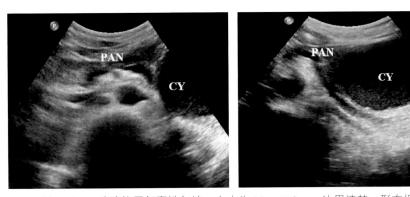

图 3-10-2　胰腺体尾部囊性包块，大小为 13cm×6cm，边界清楚，形态规则

◆ 胰腺癌：多发生于胰头部，多见于中老年男性，临床常有腹痛、黄疸、消瘦，早诊率低、转移率高。表现为胰腺内低回声实性肿块，具有恶性肿块声像图特点，

多有 4 个扩张（肝内、外胆管、胰管、胆囊）（图 3-10-3，图 3-10-4）。

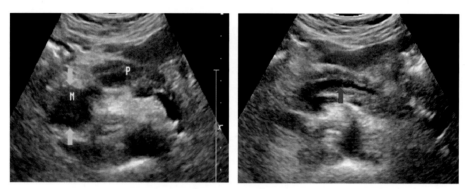

图 3-10-3　胰头部实性低回声占位（⬆），大小为 2.5cm×2.1cm，
边界不清楚，形态不规则，主胰管增宽（⬆）

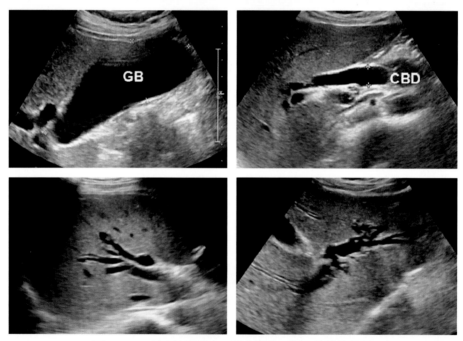

图 3-10-4　胆囊体积增大，张力增高，肝内外胆管扩张

◆ 胰腺囊腺瘤：少见，发生于胰腺导管上皮的良性肿瘤，中年女性多见，各部位
均可发生，好发于体、尾部，囊实性，一般体积较大；浆液性囊腺瘤多房，薄
壁（图 3-10-5）；黏液性囊腺瘤单囊或少囊，囊壁厚薄不一，常有乳头状凸起
（图 3-10-6）。

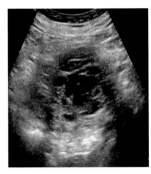
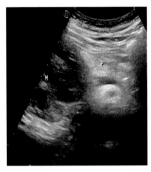
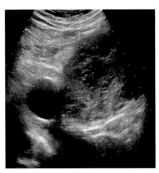

图 3-10-5　胰头部多房囊性病变，大小为 8.4cm×6.3cm，边界尚清楚，形态规则，内部多发分隔

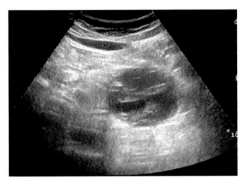
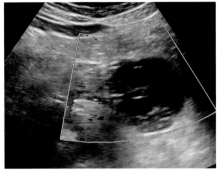

图 3-10-6　胰尾部多房囊性病变，大小为 5.3cm×5.7cm，边界清楚，形态规则，
内部多发分隔，无明显血流信号

◆ 胰腺内分泌肿瘤：起源于胰腺神经内分泌细胞，多为体尾部实性肿物，低度侵袭
性；发病率低，生长缓慢。分为功能性和非功能性，其中功能性者主要有胰岛素
瘤、胃泌素瘤、胰高血糖素瘤，常有相关临床症状，瘤体多较小，影像检查较难
发现；非功能性者多因肿瘤增大出现相应压迫症状就诊，影像检查易定位，须与
胰腺癌鉴别。超声造影有助于鉴别，神经内分泌肿瘤多高强化（富血供），胰腺癌
多低强化（乏血供）（图 3-10-7）。

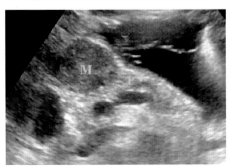
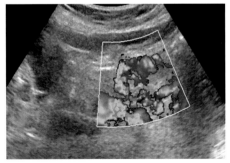

图 3-10-7　胰体部实性低回声肿物，大小为 3.9cm×2.5cm，
边界清楚，肿物内可见较丰富血流信号

◆ 胰腺实性假乳头状瘤（SPTP）是一种少见的良性但具有恶性潜能或低度恶性的肿瘤；好发于年轻女性；临床表现多无特异性。肿物可发生于胰腺任何部位，以胰头、胰尾较多见，囊实性，体积常较大，呈外生性，仅部分与胰腺组织相连。超声造影表现为实性部分高强化，消退稍早于胰腺，囊性部分无强化（图 3-10-8，图 3-10-9）。

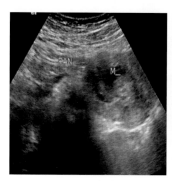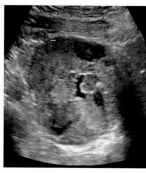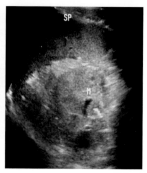

图 3-10-8　胰腺尾部、近脾门处囊实性肿物，大小为 9.8cm×6.2cm，边界清楚，形态尚规则，内部回声不均匀，内部小片状无回声区，胰管、胆管未见扩张

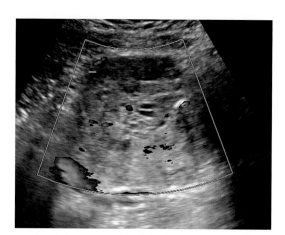

图 3-10-9　肿物内部少量血流信号

附：表 3-10-1 胰腺常见占位性病变比较

	胰腺囊肿	胰腺癌	胰腺囊腺瘤	胰腺神经内分泌肿瘤	胰腺实性假乳头状肿瘤
好发年龄	—	中老年男性	中年女性	—	年轻女性
病史	假性：胰腺炎或外伤史	—	—	功能性：相关症状典型	—
临床表现	胰腺炎或外伤相关症状	腹痛、黄疸、消瘦	较大时可有上腹痛及压迫症状	功能性：有相应临床症状	多有压迫症状
好发部位	胰体、尾部	胰头部	胰体、尾部	胰体、尾部	胰头、尾部
大小	真性：较小 假性：较大	—	较大	功能性：较小 非功能性：较大	较大
边界	清楚	不清楚	清楚	神经内分泌癌不清楚	清楚
病灶回声	无回声	实性低回声肿块	分隔囊肿，黏液性者有乳头状突起	实性低回声	囊实性，可有钙化
其他征象	—	胆道梗阻，周围脏器受侵及转移	—	胰头部者可伴胆管、胰管扩张	外生性生长
超声造影	无强化	低强化	等或低强化	高强化	实性部分高强化，消退早

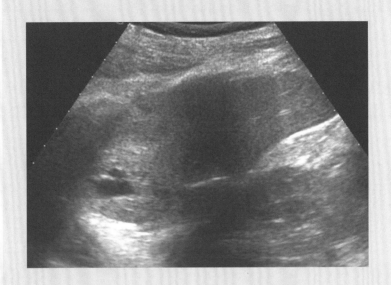

【第四章】
脾

第一节　脾脓肿

病 例 1

※ 病史

患者女性，45 岁，上腹部疼痛、发热 1 周，查体：左上腹压痛（＋）。

※ 超声

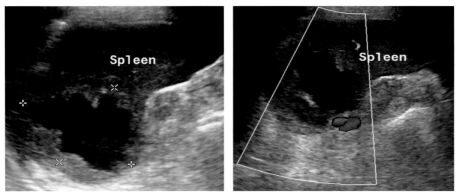

图 4-1-1　脾上极厚壁囊性包块，大小为 5.8cm×4.5cm，
边界不清楚，内透声差，可见细密点状回声漂浮，未见明显血流信号

超声诊断　脾上极厚壁囊性包块，考虑脾脓肿（图 4-1-1）。

※ 其他影像——CT

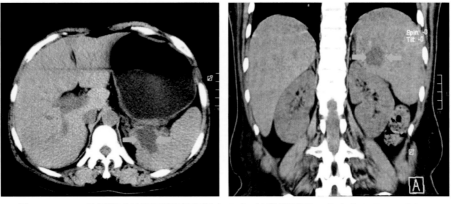

图 4-1-2　CT 显示脾内不规则低密度影（ ⇧ ），边缘尚清楚，大小为 2.5cm×3.8cm

CT 诊断 脾上极低密度灶，考虑脾脓肿（图 4-1-2）。

消炎治疗 1 个月后复查（图 4–1–3）

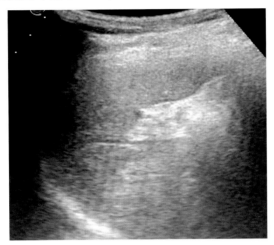

图 4-1-3 脾内厚壁囊性包块消失

病 例 2

※ 病史

患者女性，55 岁，发热、左上腹部疼痛 10 天，查体：左上腹压痛（+）。

※ 超声

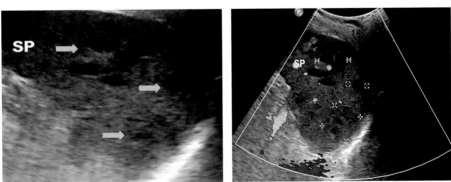

图 4-1-4 脾形态饱满，体积增大，实质内多发低无回声区（ ⬆ ），边界不清楚，未见明显血流信号

超声诊断 脾大伴多发低无回声区，结合临床考虑脾脓肿（图 4-1-4）。

※ 其他影像——CT

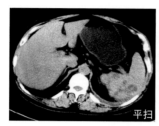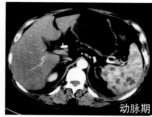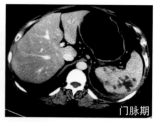

图 4-1-5　CT 显示脾实质内密度不均，可见多发大小不等低密度影，
增强后病灶周围及其分隔明显强化，低密度区未见明显强化

CT 诊断　脾内多发低密度灶，考虑脾脓肿（图 4-1-5）。

※ 评述

疾病概述

◆ 脾脓肿是一种少见的继发性感染性病变，临床表现多不典型，缺乏特异性，早期诊断困难；

◆ 病因：①其他部位感染性病灶经血行播散至脾，占 75% ～ 90%；②脾外伤或梗死，占 10% ～ 25%；③邻近脏器的化脓性感染直接侵入脾，较少见；

◆ 临床表现：寒战高热、左上腹痛、压痛、白细胞升高；

◆ 治疗：经皮穿刺引流、脾切除术及抗感染。

超声表现

◆ 脾大；

◆ 脾内异常回声：①早期为回声增强或减低区，边界不清楚，形态不规则；②随着疾病进展，病灶内液化坏死，出现不规则无回声区，壁厚，内缘不整齐。

超声价值

◆ 早期声像图异常，诊断须结合临床；

◆ 坏死液化形成脓腔，容易诊断；

◆ 超声引导下可对脓腔引流治疗。

第二节 外伤性脾破裂

病 例 1

※ 病史

患者男性，30 岁，车祸致全身多处外伤 11 小时。

※ 超声

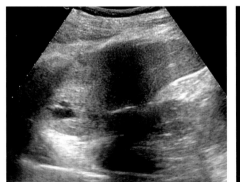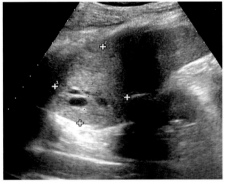

图 4-2-1 脾上极实质内片状不均质回声区，范围为 6.1cm×5.2cm，边界不清楚

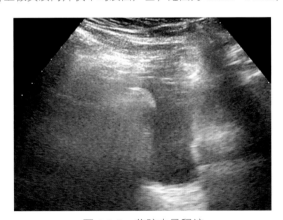

图 4-2-2 盆腔少量积液

超声诊断 脾挫裂伤（图 4-2-1），盆腔少量积液（图 4-2-2）。

※ 其他影像——CT

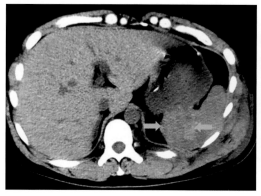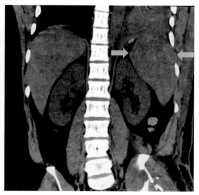

图 4-2-3　CT 显示脾内斑片状高低密度混杂影（⬆）

CT 诊断　脾密度不均，考虑挫裂伤（图 4-2-3）；腹腔积血。

治疗 2 周后复查（图 4-2-4）

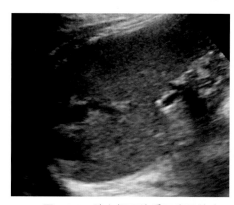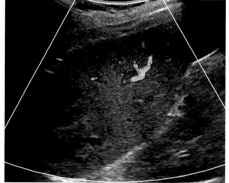

图 4-2-4　脾上极不均质回声区缩小，大小为 4.5cm × 4.0cm，盆腔积液吸收

病 例 2

※ 病史

患者女性，48 岁，车祸外伤 6 小时，左侧多处肋骨骨折。

※ **超声**

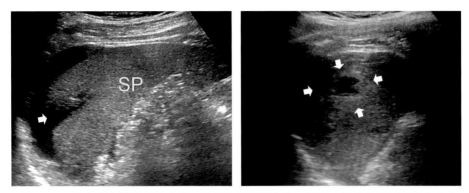

图 4-2-5 脾上部实质连续性中断，局部实质回声杂乱，脾周少量液性无回声区（↑）

超声诊断 真性脾破裂，肝周、脾周少量积液（图 4-2-5）。

※ **临床治疗**

脾切除术，术中所见：脾内血肿及膈面 2cm 裂口。

病 例 3

※ **病史**

患者女性，26 岁，车祸致全身多处外伤。

※ **超声**

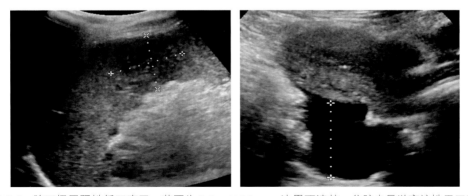

图 4-2-6 脾下极局限性低回声区，范围为 3.6cm×3.1cm，边界不清楚，盆腔少量游离液性无回声区

超声诊断 脾挫裂伤，腹腔少量积液（图 4-2-6）。

治疗 1 周后复查（图 4-2-7）

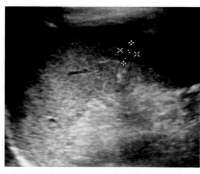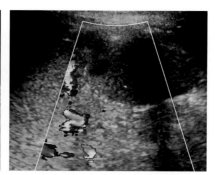

图 4-2-7　脾下极局限性低回声区，范围缩小，大小为 1.2cm×0.8cm，边界不清楚，无血流信号，盆腔积液吸收

※ 评述

疾病概述

◆ 腹部闭合性损伤中，脾是最常被损伤的脏器；

◆ 脾破裂多由脾区的撞击伤所致；

◆ 临床表现：左上腹痛；

◆ 分型：

（1）中央型脾破裂：脾实质深部破裂，脾包膜完整；

（2）包膜下脾血肿：脾实质周边部分破裂，包膜仍完整，致血液聚集于包膜下；

（3）真性脾破裂：脾包膜与实质同时破裂。

◆ 治疗：保守治疗、手术治疗。

超声诊断要点

◆ 中央型破裂：脾轮廓清楚，包膜完整，实质回声不均匀，可见不规则回声增强或减低区，如伴有血肿形成，脾内可见不规则无回声区；

◆ 包膜下血肿：脾包膜下局限性新月形无回声区；

◆ 真性脾破裂：脾包膜连续性中断，实质内不均匀回声增强或减低区，脾周局限性液性区；

◆ 均可伴有腹腔积液。

脾破裂诊断

◆ 外伤病史；

◆ 影像学检查提示脾损伤、腹盆腔积液；

◆ 临床有内出血表现；

◆ 诊断性腹腔穿刺抽出不凝血。

第三节 脾梗死

※ 病史

患者女性，61岁，2012年门静脉、脾静脉、肠系膜上静脉血栓病史，门静脉高压。

※ 超声

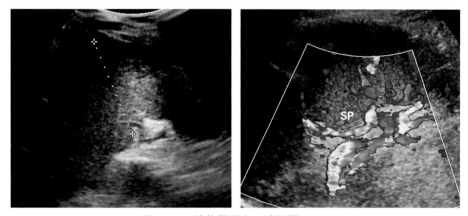

图 4-3-1　脾体积增大，肋间厚 5.4cm

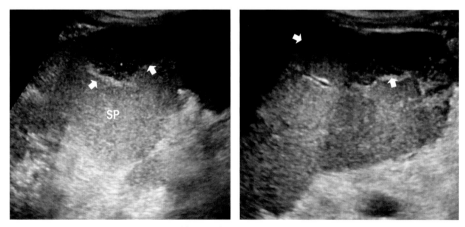

图 4-3-2　脾内两处局限性低回声区，呈"楔形"（⇧），尖端指向脾门

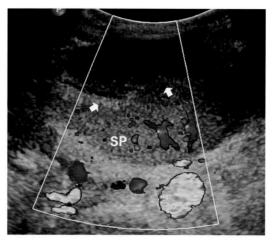

图 4-3-3　脾内局限性低回声区，未见血流信号（⇧）

超声诊断　脾大伴脾内局限性低回声区，考虑脾梗死（图 4-3-1 ~ 图 4-3-3）。

※ 其他影像——CT

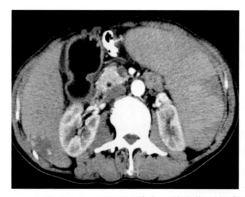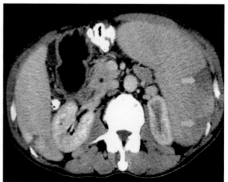

图 4-3-4　CT 显示脾大，脾内楔形低密度灶（⇧），动脉期、静脉期均未强化

CT 诊断　脾大、脾梗死（图 4-3-4）。

※ 评述

疾病概述

◆ 脾梗死是脾动脉或其分支血管阻塞，导致受累血管供血部位缺血坏死；

◆ 病因：栓子脱落、脾动脉血流淤滞、微循环内凝血等，当有门静脉高压等所致脾肿大时更易出现脾梗死；

◆ 临床表现：大多数患者无明显症状，部分患者表现为持续性左上腹痛，向左肩部、胸部放射；

◆ 治疗：脾梗死有自愈倾向，一般不须特殊处理，但左上腹痛剧烈或脾梗死反复发作者，需行脾切除术。

超声诊断要点

◆ 脾内典型的尖端朝向脾门的楔形或不规则形低回声区，边界清楚；

◆ 早期为均匀低回声，随病程延长，内部回声增强、不均匀；

◆ 当梗死区液化时，可出现不规则无回声区；

◆ 病变区域无血流信号；

◆ 超声造影有较高诊断价值。

第四节　脾血管瘤

※ 病史

患者男性，64 岁，无意间扪及左上腹肿物就诊。

※ 超声

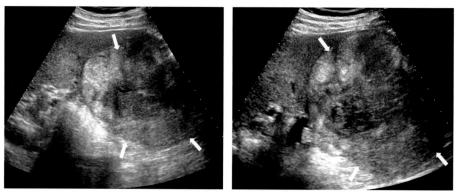

图 4-4-1　脾下极实性肿物（↑），大小为 12cm×9cm，边界清楚，形态规则，内回声不均匀

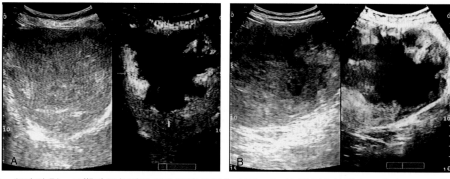

图 4-4-2　超声造影：早期动脉相肿物周边结节状强化（图 A）；造影剂充填增多，中央区不强化（图 B）

超声诊断　脾下极实性不均质肿物，考虑血管瘤（图 4-4-1，图 4-4-2）。

※ 病理

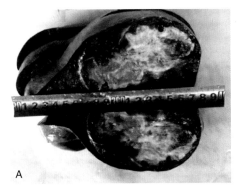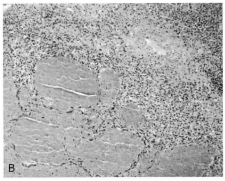

图 4-4-3 脾海绵状血管瘤病理组织图

A.肿物大小为 13cm×11cm×6cm，切面灰白、灰红、暗褐色，实性，质略硬；

B.脾实质内大片坏死及血肿，周围可见大小不等的扩张的血管腔（HE，×100）

病理诊断 海绵状血管瘤（图 4-4-3）。

评述

疾病概述

◆ 脾血管瘤为脾最常见的良性肿瘤，多为海绵状血管瘤；

◆ 生长缓慢，常无明显临床症状，多于体检时发现；

◆ 肿块大时可破裂出血。

超声表现

◆ 二维声像图与肝血管瘤相似，边界清、无包膜、形态规则、偏高回声，较大时可见低无回声区；

◆ 超声造影：呈"快进慢退"，早期周边结节样强化，缓慢向心性填充。

鉴别诊断

◆ 须与脾错构瘤、炎性假瘤、脾淋巴管瘤、脾淋巴瘤、血管肉瘤、转移性肿瘤相鉴别；

◆ 超声造影有助于诊断脾血管瘤，但淋巴管瘤造影表现可与血管瘤相似，超声引导下细针穿刺可提高诊断准确性。

第五节　脾恶性肿瘤——淋巴瘤、转移瘤

病 例 1

※ 病史

患者男性，74岁，腹胀伴发热1个月。

※ 超声

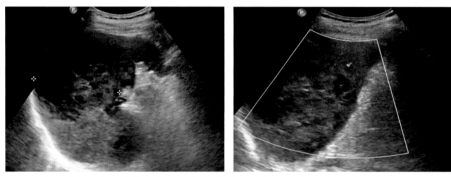

图 4-5-1　脾体积增大，实质内多发低回声实性结节，边界欠清楚，形态不规则，未见明显血流信号

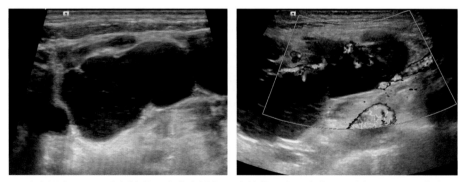

图 4-5-2　左侧颈部Ⅳ区及左侧锁骨区多发实性低回声结节，边界清楚，形态规则，可见丰富血流信号

　　超声诊断　脾大、脾内多发实性占位，性质待定（图 4-5-1）；左侧颈部Ⅳ区及左侧锁骨区多发实性低回声结节（图 4-5-2），性质待定，淋巴瘤？

※ CT 及病理

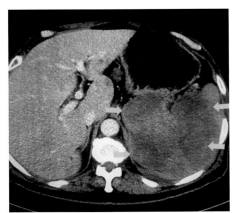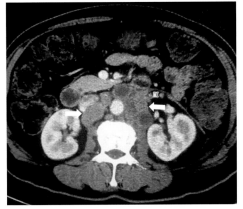

图 4-5-3　CT 显示脾内多发低密度影（⬆），腹膜后多发肿大淋巴结（⇧）

CT 诊断　左颈部胸锁乳突肌内侧、左侧锁骨上窝、腹膜后多发肿大淋巴结，脾多发病变（图 4-5-3），淋巴瘤？

病理诊断　左颈部淋巴结穿刺物：结合免疫组化标记结果符合浆细胞淋巴瘤。

化疗 1 周期后复查（图 4-5-4）

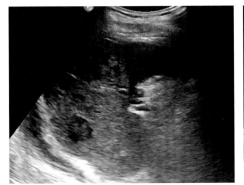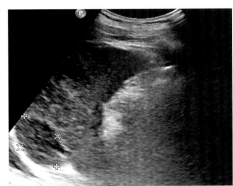

图 4-5-4　脾内病变较前明显减小

病 例 2

※ 病史

患者男性，79 岁，发现右颌下肿物 1 个月，局部麻醉下行右颌下肿物活检术，病理考虑淋巴瘤。

※ 超声

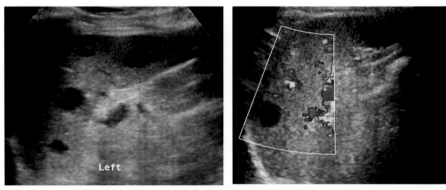

图 4-5-5　脾实质内多发实性低回声结节，边界清楚，形态规则，未见明显血流信号

超声诊断　脾内多发实性占位，考虑淋巴瘤（图 4-5-5）。

化疗 3 周期后复查（图 4-5-6）

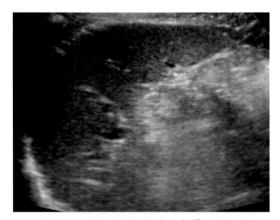

图 4-5-6　脾大小形态正常，实质回声均匀

病 例 3

※ 病史

患者男性，60 岁，体检发现脾占位性病变 3 天余，既往因患有肝癌行肝移植术。

※ 超声

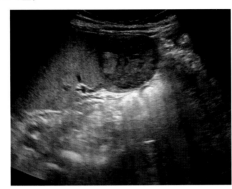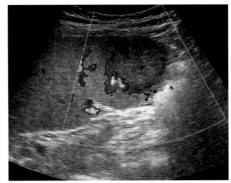

图 4-5-7　脾体积增大，下极实质内可见实性低回声结节，
边界清楚，形态规则，周边可见少量血流信号

超声诊断　脾大、脾下极实性低回声结节，性质待定（图 4-5-7）。

※ 其他影像——CT

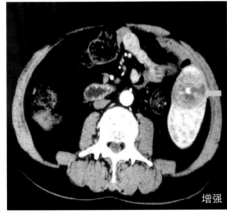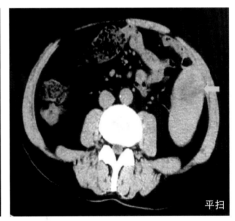

图 4-5-8　CT 显示脾体积增大，下极可见类圆形低密度影（　），

边界不清楚，病灶内密度不均，中心可见不规则低密度区，增强 CT 显示病灶包膜似可见强化，
动脉期病灶内可见小血管影穿行，局部呈结节状显著强化

CT 诊断　脾内富血供占位，恶性可能性大（图 4-5-8）。

※ 病理

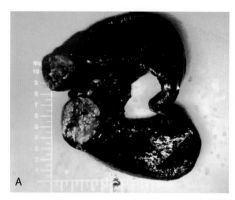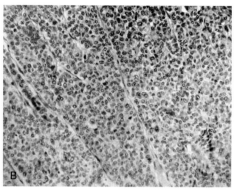

图 4-5-9 脾转移性肝细胞肝癌病理组织图

A. 切面可见一肿物，大小约为 4cm×4cm×3.5cm，肿物切面呈灰黄色，实性，质软；
B. 细胞排列呈肝索样，细胞胞浆丰富、嗜酸性、核圆形、核仁清楚，间质血管丰富（HE，×200）

病理诊断　结合免疫组化标记结果，符合转移性肝细胞肝癌（图 4-5-9）。

※ 评述

疾病概述

◆ 脾肿瘤比较少见，但种类很多；

◆ 脾原发性良性肿瘤以脾血管瘤、脉管瘤和错构瘤多见；囊性或以囊性为主的脾良性肿瘤常见脾囊性淋巴管瘤和表皮样囊肿；

◆ 脾血管内皮肉瘤是最常见的原发性恶性肿瘤之一，声像图表现为脾内巨大实性占位病变；

◆ 脾恶性淋巴瘤可以是原发的也可以是继发的，后者比较多见，有 4 种表现形式：①弥漫浸润型，表现为脾大，弥漫性低回声；②小结节型，表现为弥漫低回声结节，结节直径＜1cm；③大结节型，表现为多发低回声结节，结节直径＜3cm；④块型结节，结节直径＞3cm。多与其他部位病变同时存在；

◆ 脾转移性肿瘤可单发或多发，实性结节，有原发病史。

超声特点

◆ 脾转移性肿瘤超声表现多样，有原发病史；

◆ 脾淋巴瘤为多发低 / 极低回声，多与其他部位病变同时存在；

◆ 脾内高回声结节多见于血管瘤，也可见于脉管瘤、错构瘤、转移瘤；

◆ 脾囊性占位少见，可见于表皮样囊肿、囊性淋巴管瘤；

◆ 常伴有局部或弥漫性脾大和脾形态失常。

超声价值

◆ 超声常作为首选筛查方法，可明确有无病变、大小、数目、物理性质；

◆ 结合病史和其他影像，可初步做出诊断；

◆ 必要时采用超声引导下细针组织学活检，可明确诊断。

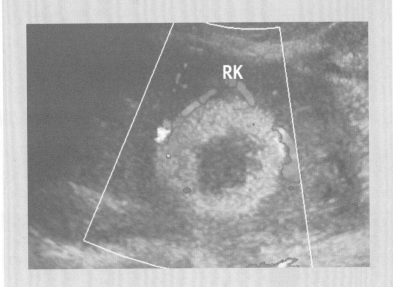

【第五章】

肾

第一节　肾错构瘤

※ 病史

患者女性，43 岁，体检发现右肾肿物 2 周，尿常规（-）。

※ 超声

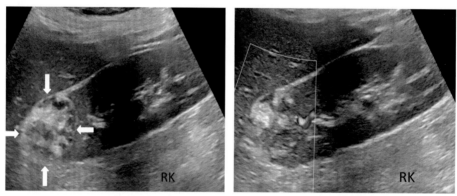

图 5-1-1　右肾上极实质内不均质实性高回声结节（⇧），大小为 3.3cm×3.0cm，部分切面呈斑片状高回声，边界清楚，形态规则，未见明显血流信号，RK：右肾

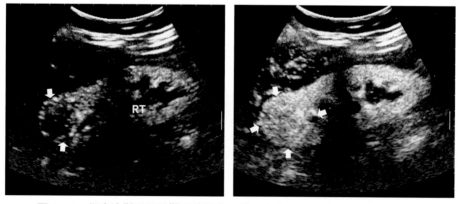

图 5-1-2　超声造影显示早期环状强化，外周向中心强化，逐渐等强化（⇧）

超声诊断　右肾上极不均质高回声结节（图 5-1-1，图 5-1-2），考虑错构瘤。

CT 诊断　肾血管平滑肌脂肪瘤。

※ 病理

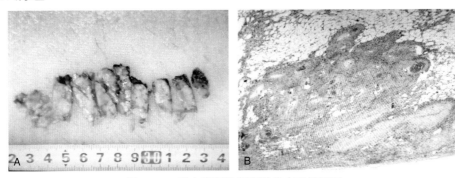

图 5-1-3 肾血管平滑肌脂肪瘤病理组织图

A.肿瘤与周围分界清楚，切面均匀致密，灰黄色；
B.瘤组织由畸形血管、梭形平滑肌束和脂肪组织构成（HE，×40）

病理诊断 血管平滑肌脂肪瘤（图 5-1-3）。

※ 评述

疾病概述

◆ 错构瘤，即血管平滑肌脂肪瘤，肾最常见的良性肿瘤，占肾肿瘤的 2% ~ 3%，由血管、平滑肌及脂肪组织构成；

◆ 据成分比例不同分为：脂肪型、血管平滑肌型和混合型；

◆ 女性多见，病因不明；

◆ 多无症状，大者出血时可有腰腹痛或血尿。

超声特点

◆ 小的、斑片样或球体样高回声结节，无包膜，边界清楚；

◆ 较大者伴出血时见低无回声区或呈葱皮样改变；

◆ 超声造影：多为低增强，或早期环状强化，外周向中央强化；

◆ 少脂肪型、混合型超声特点不明显，与肾癌不易鉴别；

◆ 超声诊断错构瘤应很慎重，一般应提示肾脏实性占位，进一步检查。

※ 鉴别诊断

肾癌（图 5-1-4）：回声较低，球体感明显，常凸出于肾轮廓，血供较丰富，坏死出血多见；与少脂肪型错构瘤不易鉴别，应参考其他影像或超声引导下穿刺活检。

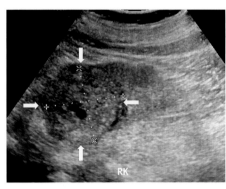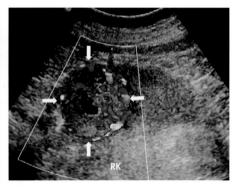

图 5-1-4 右肾上极实性占位（仓），血供丰富

另附病例 **1**

※ **病史**

患者女性，45 岁，体检发现右肾肿物 2 个月余，尿常规（ - ）。

※ **超声**

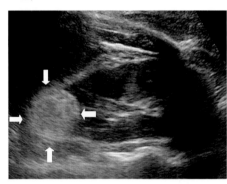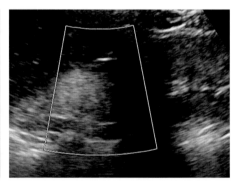

图 5-1-5 右肾上极实质内实性高回声结节（仓），边界清楚，无包膜，有浮雕感，未见明显血流信号

体会 图像相对典型。

超声诊断 右肾上极高回声结节（图 5-1-5），错构瘤？

CT 诊断 肾平滑肌脂肪瘤。

病理诊断 符合血管平滑肌脂肪瘤。

另附病例 2

※ 病史

患者男性，43 岁，体检发现右肾肿物 3 个月，尿常规（-）。

※ 超声

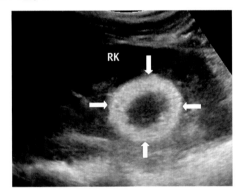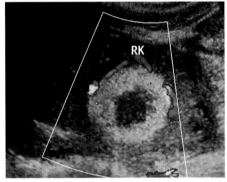

图 5-1-6 右肾中部实性高回声结节（↑），边界清楚，形态规则，
无包膜，有浮雕感，中央低无回声区，未见明显血流信号

体会 图像相对典型，应进一步检查明确。

超声诊断 右肾中部高回声实性占位（图 5-1-6），错构瘤？

CT 诊断 右肾中部占位伴出血，错构瘤可能性大。

MRI 诊断 右肾占位，错构瘤可能。

病理诊断 符合血管平滑肌脂肪瘤。

另附病例 3

※ 病史

患者女性，57 岁，体检发现左肾肿物 1 个月余，尿常规（-）。

※ 超声

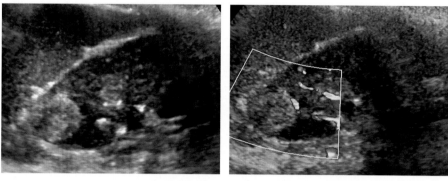

图 5-1-7　左肾上极实质内实性高回声结节，边界清楚，
形态规则，无包膜，内回声欠均匀，未见明显血流信号

体会　图像不太典型，不能除外肾癌，应进一步检查。

超声造影

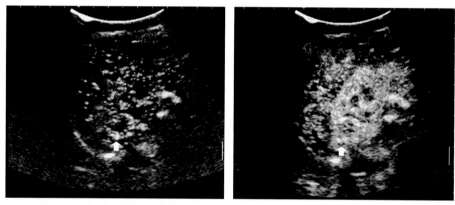

图 5-1-8　超声造影显示病灶 19 秒环状强化，外周向中心强化，25 秒等增强

超声诊断　左肾上极实性结节（图 5-1-7，图 5-1-8），错构瘤？肾癌？

CT 诊断　肾平滑肌脂肪瘤。

病理诊断　符合血管平滑肌脂肪瘤。

另附病例 4

※ 病史

患者女性，27 岁，右侧腰背部隐痛 2 个月，尿常规（ - ）。

※ 超声

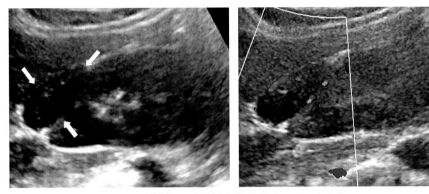

图 5-1-9　右肾上极实性低回声肿物向外凸出（↑），大小为 2.9cm×1.3cm，边界清楚，形态规则，内部少量血流信号

体会　征象不典型，不能除外肾癌，超声提示肾脏实性占位。

超声诊断　右肾上极实性占位（图 5-1-9）。

CT诊断　右肾上极占位，乏脂肪血管平滑肌脂肪瘤可能性大。

病理诊断　符合血管平滑肌脂肪瘤。

另附病例 5

※ 病史

患者女性，48 岁，体检发现右肾肿物 2 周，尿常规（-）。

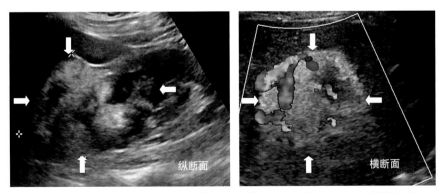

图 5-1-10　右肾形态失常，上极实质内不均质高回声肿物（↑），边界尚清楚，形态欠规则，内回声不均匀，可见片状低无回声区，内部血流信号丰富

体会　征象不典型，超声提示实性占位，应进一步检查。

超声诊断 右肾上极不均质高回声实性占位（图 5-1-10）。

MRI 诊断 右肾中上部不规则肿块影，考虑：①错构瘤；②肾癌待除外。

病理诊断 符合血管平滑肌脂肪瘤。

另附病例 **6**

※ 病史

患者女性，47 岁，右侧腰腹部疼痛 15 天，尿常规（ - ）。

※ 超声

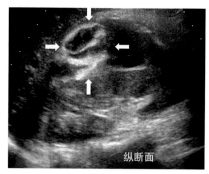 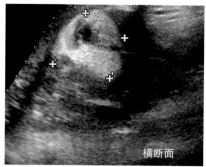

纵断面　　　　　　　　　　　　　　横断面

图 5-1-11　右肾中部高回声结节（↑），大小为 4.1cm×4.2cm，凸出肾轮廓，内可见不规则低无回声区

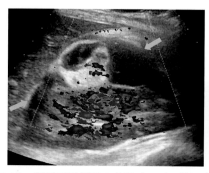 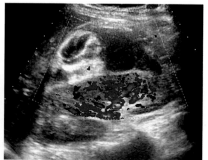

图 5-1-12　肾周可见低无回声区（↑），范围为 11.5cm×3.7cm，肿物实性部分少量血流信号

体会 图像不典型，超声提示实性占位，进一步检查。

超声诊断 右肾中部实性结节伴肾周低无回声区（图 5-1-11，图 5-1-12），错构瘤破裂出血？肾癌？

CT 诊断 右肾中部错构瘤破裂出血，肾包膜下血肿。

病理诊断 符合血管平滑肌脂肪瘤。

第二节 肾细胞癌

病 例 1

※ 病史

患者男性，50 岁，体检发现右肾占位 1 个月余，尿常规（ - ）。

※ 超声

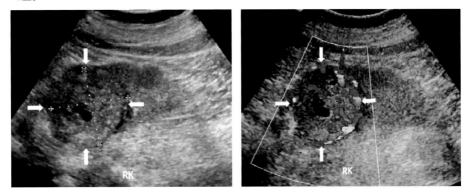

图 5-2-1 右肾上极实质内实性占位（↑），大小为 4.1cm×3.9cm，形态规则，
回声不均匀，可见小片状无回声区，周边、内部血供丰富

超声诊断 右肾上极实性占位（图 5-2-1），考虑恶性。

※ 其他影像——CT

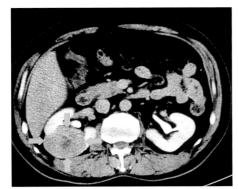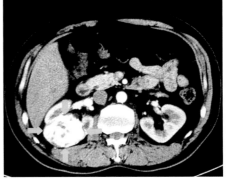

图 5-2-2 CT 显示右肾上极类圆形富血供肿块（↑），动脉期明显增强，病灶内可见斑片状坏死

CT诊断 右肾上极肾癌（图5-2-2）。

※ 病理

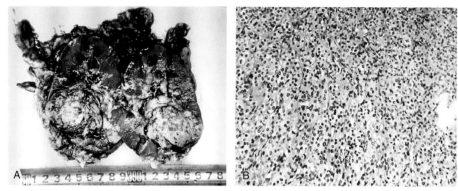

图5-2-3 肾透明细胞癌病理组织图

A. 切面可见一肿物，大小约为5cm×4cm×3cm，肿物切面呈金黄色、质脆，与周围边界欠清；
B. 癌细胞体积较大，胞浆呈透明状，呈实性巢索状排列（HE，×100）

病理诊断 透明细胞性肾细胞癌（图5-2-3）。

<h1 style="text-align:center">病 例 2</h1>

※ 病史

患者男性，71岁，肉眼血尿2天。

※ 超声

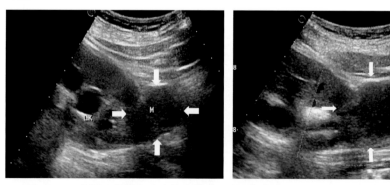

图5-2-4 左肾下极低回声实性占位（个），大小为4.3cm×3.8cm，边界不清楚，
形态不规则，回声不均匀，周边及内部未见血流信号

超声诊断 左肾下极实性占位（图5-2-4），考虑恶性。

CT诊断 左肾下极囊实性占位，恶性可能性大。

※ 病理

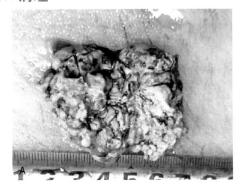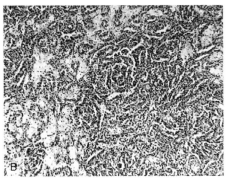

图 5-2-5 肾乳头状细胞癌病理组织图

A. 右肾下极肿物，大小为 8cm×7cm×6cm，边界尚清，切面呈灰白、棕褐色，质软；
B. 癌细胞胞核小，富含染色质，排列成乳头状，乳头有纤维血管性轴心（HE，×40）

病理诊断 乳头状肾细胞癌Ⅰ级（图 5-2-5）。

病 例 3

※ 病史

患者男性，49岁，体检发现右肾中部实性占位1个月，尿常规（－）。

※ 超声

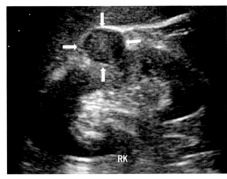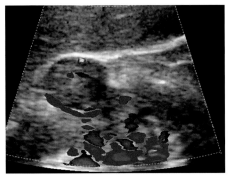

图 5-2-6 右肾中部实质内实性低回声占位（↑），大小为 2.0cm×1.8cm，
边界清楚，回声均匀，周边、内部少量血流

超声诊断 右肾中部实性占位（图 5-2-6），考虑恶性。

※ 其他影像——CT

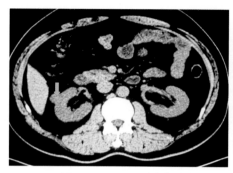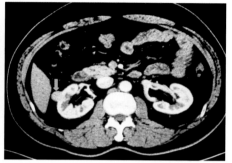

图 5-2-7　CT 显示右肾中部类圆形软组织影（ ⬆ ），动脉期可见强化

CT 诊断　右肾中部占位，考虑肾癌（图 5-2-7）。

※ 病理

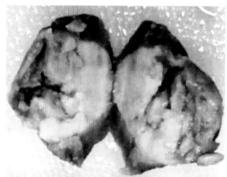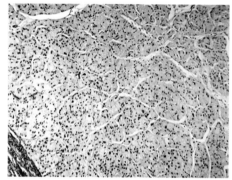

图 5-2-8　肾嫌色细胞癌病理组织图

A. 右肾肿物切除标本，大小为 3cm×2.5cm×2.5cm，边界尚清，切面呈灰黄、灰白色，质中；
B. 癌细胞呈大圆形或多边形，包膜较厚，细胞界限清楚，丰富的毛玻璃样胞浆，
透明的核周晕明显（HE，×40）

病理诊断　右肾嫌色细胞癌（图 5-2-8）。

※ 评述

疾病概述

◆ 肾细胞癌，简称肾癌，最常见的肾恶性肿瘤，占肾恶性肿瘤的 90%，起源于肾小管上皮细胞；

◆ 病理分型：透明细胞癌（约 70%）、乳头状细胞癌（10%～20%）、嫌色细胞癌（5%～10%）、集合管癌（1%）、未分化癌（罕见）；

◆ 40 岁以上多见，男女发病比例为 3 : 1 ；

◆ 临床表现：无痛性肉眼血尿、胁腹部痛、腹部肿块；

◆ 治疗：手术；

◆ 预后：较好，与组织学亚型、病理分期有关（嫌色细胞癌预后较好）。

诊断要点

◆ 肾实质内实性肿物，圆形或椭圆形，常凸出于肾轮廓，有球体感，可有假包膜；

◆ 多为单发；

◆ 低或等回声，较小者可为高回声；

◆ 较大者可有出血、坏死、液化，边界不清楚，向周围浸润；

◆ 透明细胞癌多富血供；嫌色细胞癌乏血供；乳头状细胞癌乏血供，多有坏死、液化；

◆ 应观察肾静脉及周围。

超声价值

◆ 区分：①是否有占位；②占位的物理性质（囊性、实性、混合性）；③简单囊肿或复杂囊肿；

◆ 肾肿瘤约 90% 以上为恶性，超声发现占位应进一步行影像增强检查；

◆ 复杂囊性病变应做影像增强除外囊性肾癌。

鉴别诊断

◆ 肾柱肥大：回声与肾皮质相同、相延续，血流走向正常；

◆ 肾脓肿：感染症状明显，病灶边界不清楚，短期内变化显著；

◆ 肾血管平滑肌脂肪瘤（应慎作诊断）：无包膜；形态规则，边界清楚，高回声；肿块较大时可呈"葱皮样"改变；CT 及 MRI 可提供进一步的诊断信息。

另附病例 1

※ 病史

患者男性，60 岁，体检发现右肾占位 1 年。

※ 超声

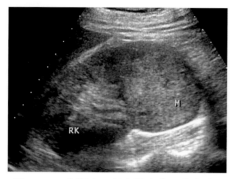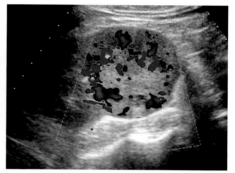

图 5-2-9　右肾中下部实性占位，大小为 6.4cm×5.6cm，内部片状无回声区，血供丰富

超声诊断　右肾中下部实性占位（图 5-2-9），考虑恶性。

病理诊断　透明细胞性肾细胞癌 Ⅱ 级。

另附病例 2

※ 病史

患者女性，44 岁，无痛性肉眼血尿 10 天。

※ 超声

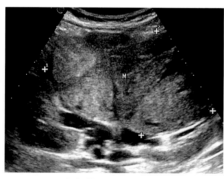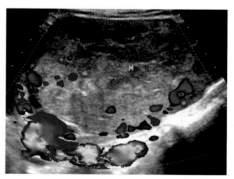

图 5-2-10　左肾体积增大，形态失常，中下部实性占位，大小为 12.3cm×7.5cm×9.5cm，
回声不均匀，血流丰富，挤压正常肾组织

超声诊断　右肾中下部实性占位（图 5-2-10），考虑恶性。

病理诊断　透明细胞性肾细胞癌 Ⅱ 级。

另附病例 **3**

※ **病史**

患者男性，70岁，体检发现右肾占位1个月。

※ **超声**

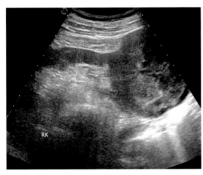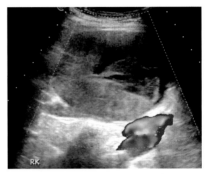

图 5-2-11　右肾下极实性占位，大小为 7.5cm×7.0cm，回声不均匀，不规则液性区，无血流信号

超声诊断　右肾下极实性占位（图 5-2-11），考虑恶性。

病理诊断　乳头状肾细胞癌Ⅲ级，伴片状坏死。

另附病例 **4**

※ **病史**

患者男性，53岁，体检发现左肾占位2个月余。

※ **超声**

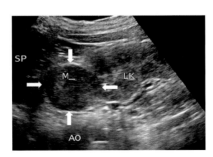

图 5-2-12　左肾上极实性低回声占位（↑），大小为 2.9cm×3.1cm，无血流信号

超声诊断　左肾上极实性低回声占位（图 5-2-12），考虑恶性。

病理诊断　嫌色肾细胞癌，累及肾纤维膜。

第三节　多房囊性肾细胞癌

※ 病史

患者男性，51 岁，体检发现右肾上极囊肿 2 个月，尿常规：(-)。

※ 超声

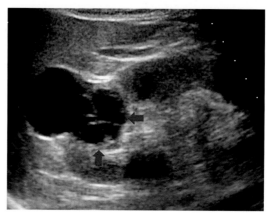

图 5-3-1　右肾上极实质内囊性肿物（↑），大小为 4.8cm×3.6cm，边界清楚，局部向外凸出，内部多发高回声分隔，厚薄不均

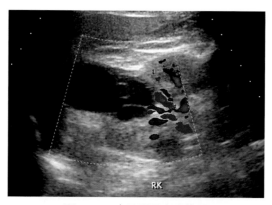

图 5-3-2　未见明显血流信号

超声诊断　右肾上极复杂囊性肿物（图 5-3-1，图 5-3-2）。

※ 病理

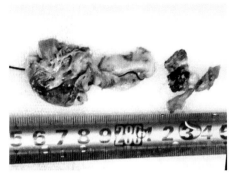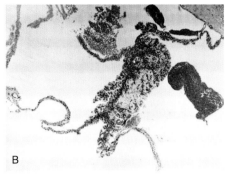

图 5-3-3 多房性囊性透明细胞肾细胞癌病理组织图

A. 不整形组织多块, 最大者切面呈暗褐色, 多囊性, 质中, 其余组织部分似为脂肪;
B. 多房性囊肿, 部分囊壁可见衬覆透明细胞, 核有轻度异型性 (HE, ×40)

病理诊断 符合多房性囊性透明细胞肾细胞癌 (图 5-3-3)。

※ 评述

疾病概述

◆ 多房性囊性肾细胞癌, 又称低度恶性潜能的多房囊性肾肿瘤, 是一种特殊类型的肾细胞癌, 起源于肾小管上皮细胞;

◆ 属肾透明细胞癌;

◆ 发病年龄为 20 ~ 76 岁, 男女发病比例为 3∶1 ;

◆ 临床表现: 多无症状, 偶有腰背部不适;

◆ 治疗: 手术;

◆ 预后: 低度恶性, 预后极好, 目前无复发 / 转移报道。

超声特征

◆ 肾实质内多房囊性肿块, 边界清楚, 形态较规则, 较大时可凸出于肾轮廓;

◆ 囊壁可有局部增厚, 囊内多发高回声分隔, 分隔厚薄不均, 分隔上有实性结节, 分隔附着处囊壁较厚;

◆ 隔和 (或) 囊壁可见少量血流信号。

超声价值

◆ 是否有占位;

◆ 占位的物理性质 (囊性、实性、混合性);

◆ 明确简单囊肿或复杂囊肿;

◆ 复杂囊性病变应做影像增强除外囊性肾癌。

鉴别诊断

◆ 肾囊肿：壁薄、光整，无分隔或少量纤细分隔，无血流；

◆ 肾细胞癌囊性变：实性肿物内小的坏死液化区。

第四节 肾癌合并肾周脂肪肉瘤

※ 病史

患者女性，66岁，腹痛伴腹部憋胀1个月余，不伴肉眼血尿。

※ 超声

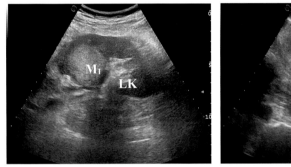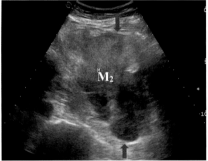

图 5-4-1 左肾中上部实性高回声肿物（M₁），左肾周延伸至盆腔巨大不均质低回声肿物（M₂，➤），
边界尚清楚，形态欠规则，内可见不规则片状低回声区

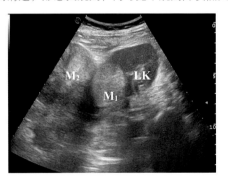

图 5-4-2 两肿物（M₁、M₂）紧邻，但分界尚清楚

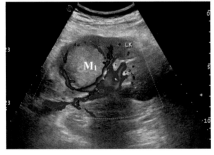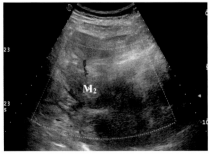

图 5-4-3 左肾肿物（M₁）周边可见环绕的血流信号，
左肾周肿物（M₂）内可见散在分布的点、条状血流信号

　　超声诊断　左肾中上部实性高回声占位，考虑恶性；左肾周至盆腔巨大不均质低回声肿物，考虑来源于腹膜后，肾周脂肪肉瘤（图 5-4-1～图 5-4-3）？

※ 其他影像——CT

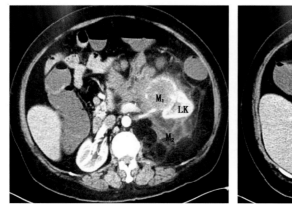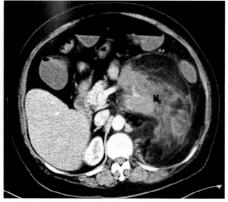

图 5-4-4　CT 显示左肾上极密度不均（M₁），动脉期明显强化；
另可见从脾门水平至盆腔的腹膜后以脂肪密度为主的巨大不均质团块（M₂），动脉期部分组织明显强化

　　CT 诊断　考虑腹膜后肾周脂肪肉瘤合并左肾上极肾癌（图 5-4-4）。

※ 病理

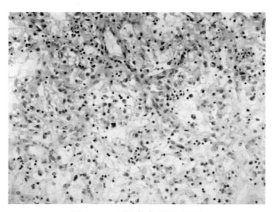

图 5-4-5　肾癌病理组织图

肿瘤细胞呈巢状，管状排列，细胞胞浆透明或嗜酸，核有异型性，可见核仁（HE，×100）

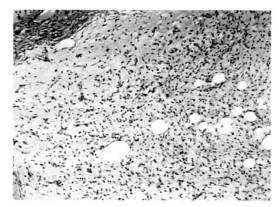

图 5-4-6　肾周脂肪肉瘤病理组织图

部分区域可见黏液样的间质背景中，肿瘤细胞弥漫浸润性生长，细胞呈梭形、短梭形，
部分区域可见脂母细胞样细胞，细胞核明显异型，染色质粗，可见核分裂象，
部分区域可见不成熟脂肪样细胞（HE，×100）

病理诊断　左肾：透明细胞性肾细胞癌Ⅱ级（图 5-4-5）；肾周：脂肪肉瘤，以黏液性脂肪肉瘤为主（图 5-4-6）。

※ 评述

疾病概述

◆ 脂肪肉瘤是最常见的腹膜后恶性肿瘤，好发于肾周脂肪，通常不侵犯肾实质，体积较大，常呈分叶状，多数边界清楚，低至中等回声，可见出血坏死、囊性变；

◆ 肾实质性肿瘤中约 90% 为恶性，成年人肾细胞癌常见，声像图表现为肾内实性占位性病变。

诊断体会

◆ 肾实质内实性占位多为肾恶性病变；

◆ 肾周巨大实性占位多为腹膜后脂肪肉瘤；

◆ 肾周脂肪肉瘤通常不侵犯肾实质；

◆ 本例病变为两种病理起源，较少见。

第五节　肾Xp11.2易位性肾癌

※ 病史

患者男性，16岁，左下腹包块1年余，血尿2天，曾行CT、MRI检查，均考虑为肾母细胞瘤。

※ 超声

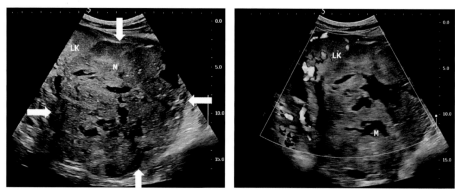

图 5-5-1　左肾形态失常，中下部巨大低回声实性肿物（↑），大小为17.8cm×14.3cm×13.0cm，边界清楚，形态规则，内部回声不均匀，可见不规则液性区，残余肾脏组织血流杂乱，肿物内未见血流

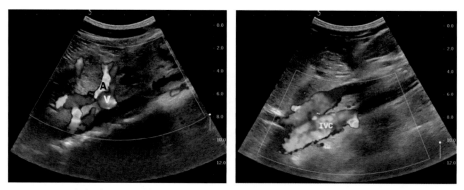

图 5-5-2　左肾动（A）、静脉（V）及下腔静脉（IVC）管腔内径正常，未见异常回声

超声诊断　左肾中下部巨大实性占位（图5-5-1，图5-5-2），考虑恶性，肾母细胞瘤？

※ 病理

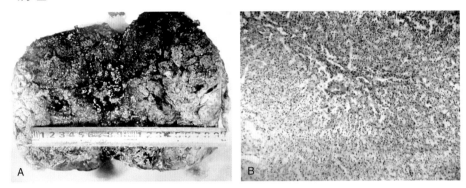

图 5-5-3 Xp11.2 易位 /TFE3 基因融合相关性肾癌病理组织图

A.肿物切面呈灰红、暗褐色，实性，质脆易碎，部分区域可见出血；
B.肿瘤细胞呈乳头状排列，并伴有嗜酸性癌细胞组成的实性巢状结构（HE，×100）

病理诊断 Xp11.2 易位 /TFE3 基因融合相关性肾癌（图 5-5-3）。

※ 评述

疾病概述

◆ Xp11.2 易位 /TFE3 基因融合相关性肾癌是 X 染色体短臂一区一带二亚带 TFE3 基因处发生断裂，并与相应的染色体基因发生平衡易位形成新的 TFE3 融合基因；

◆ Xp11.2 易位性肾癌是一种少见肾癌亚型，多见于儿童和青年，仅占成年人肾癌的 0.5% ~ 5%；

◆ 一般认为儿童的该型肾癌为惰性生物学行为，临床进展缓慢；而成年人该型肾癌侵袭性强、进展快、预后差；

◆ 手术是主要治疗方式，对放、化疗不敏感。

鉴别诊断

◆ 侵袭性强、进展快、体积大的肾肿物，应考虑到该类的成年型；

◆ 儿童型须与肾母细胞瘤鉴别，后者是儿童最常见的肾实质肿瘤，80% 在 5 岁前发病，15 岁以上罕见；

◆ 肾母细胞瘤年龄小，瘤体大，生长迅速，容易转移（血行、淋巴转移）；

◆ 本例属儿童型，生长缓慢，体积大，周围脏器血管无受累。

第六节 肾母细胞瘤

病 例 1

※ 病史

患者男性，3岁，发现腹部包块1周，尿常规：(-)。

※ 超声

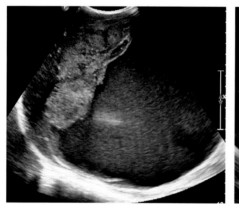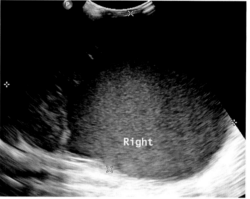

图 5-6-1 右肾正常结构消失，右肾区巨大囊实性占位，大小为 19.7cm×13.1cm，
边界清楚，实性部分回声不均，囊性部分透声差

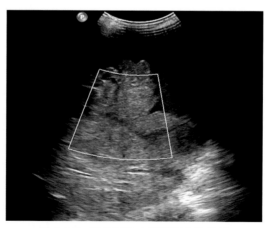

图 5-6-2 实性部分未见明显血流信号

超声诊断 右肾区巨大囊实性占位（图 5-6-1，图 5-6-2），考虑肾母细胞瘤。

※ 其他影像——CT

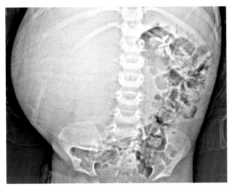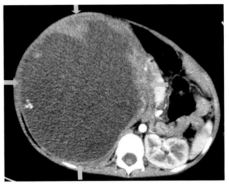

图 5-6-3 CT 显示右侧肾脏结构消失，右侧腹部巨大低密度为主占位性病变（⬆），
实质部分可见强化，病灶内可见右肾动脉及分支供血

CT 诊断 右肾恶性占位（图 5-6-3），考虑肾母细胞瘤。

※ 病理

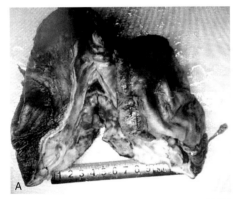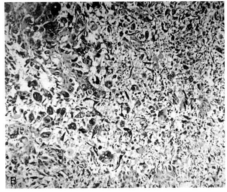

图 5-6-4 肾母细胞瘤病理组织图

A. 表面呈灰黄色，切面充满肿物，肿物呈囊实性，似占据肾门处，切面呈灰红、灰白色，质软；
B. 异型性明显，病理核分裂象，核浆比增大，核膜不规则，呈弥漫性分布（HE，×100）

病理诊断 结合免疫组化，符合肾母细胞瘤（图 5-6-4）。

病 例 2

※ 病史

患者男孩，2 岁 8 个月，纳差半个月，发现腹部包块 2 天，尿常规（-），查体：双侧腰腹部质硬肿块，双肾区叩击痛（+）。

※ 超声

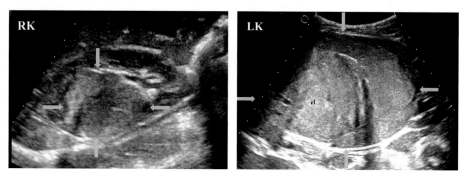

图 5-6-5　双肾实性占位（ ⬆ ），均边界清楚，回声尚均匀，右肾肿物位于上极，大小为 4.6cm×3.0cm，左肾肿物位于中上部，大小为 14.1cm×8.5cm，仅下极残留少量正常组织

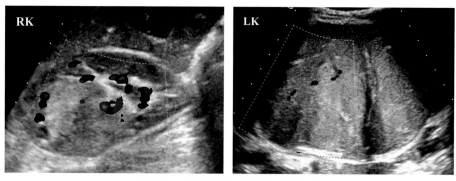

图 5-6-6　双肾肿物内少量血流信号

超声诊断　双肾实性占位（图 5-6-5，图 5-6-6），考虑双肾肾母细胞瘤。

CT 诊断　双肾实性占位，肾母细胞瘤可能性大。

病理诊断　双肾肾母细胞瘤。

※ 评述

疾病概述

◆ 肾母细胞瘤，即 Wilms 瘤，儿童最常见的泌尿系统肿瘤（80%），起源于肾胚芽组织，15%患儿伴有先天畸形，如泌尿生殖系统畸形，或同时患其他恶性肿瘤；

◆ 80%的患者 5 岁前发病，发病高峰为 3 岁；

◆ 多为单侧，双侧占 5%～13%；

◆ 多转移到肺；

◆ 临床表现：无痛性腹部肿块，生长迅速，约 50%伴高血压，10%～20%伴血尿；

◆ 治疗及预后：手术、放疗、化疗综合治疗，疗效较好。

诊断要点

◆ 年龄小，巨大肿块；

◆ 实性、囊实性巨大肾区占位；

◆ 正常肾结构消失。

鉴别诊断

◆ 儿童腹部巨大肿块最常见的是肾母细胞瘤和肾上腺神经母细胞瘤；

◆ 肾上腺神经母细胞瘤：肾上腺区巨大肿块，肾受压移位，坏死囊变少见，钙化多见，多为粗大钙化。

第七节　肾盂癌

病 例 1

※ 病史

患者女性，67 岁，无痛性肉眼血尿 10 天。

※ 超声

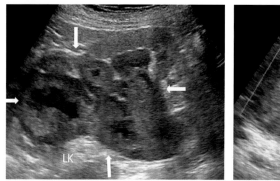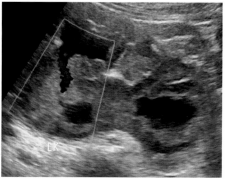

图 5-7-1　左肾体积增大，大小为 12.2cm×5.7cm，肾窦内低回声实性肿物（↑），
大小为 9.5cm×5.5cm，不均匀，可见片状无回声区及少量血流信号

超声诊断　左肾窦内实性占位（图 5-7-1），考虑肾盂癌。

※ 其他影像——CT

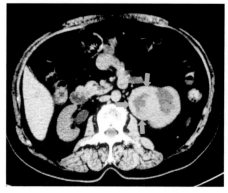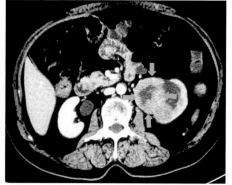

图 5-7-2　CT 显示左肾形态失常，肾盂内不规则肿块（↑），内可见液性密度影，
增强扫描可见强化，动脉期 CT 值为 68HU，静脉期为 57HU，肾盂、肾盏扩张积液

CT 诊断 左肾占位，考虑肾癌（图 5-7-2）。

※ 病理

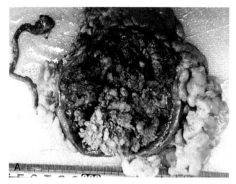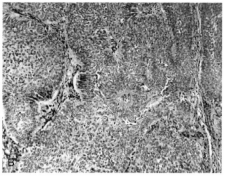

图 5-7-3 肾盂癌病理组织图

A. 肾盂可见一肿物，大小为 9cm×4.5cm×3.5cm，菜花状，切面呈灰白色，质脆易碎，似侵及肾实质；
B. 呈乳头状结构，乳头粗大，可见融合，细胞核增大，呈病理性核分裂象（HE，×100）

病理诊断 乳头状尿路上皮癌，低级别；肿物呈膨胀性生长，挤压肾实质（图 5-7-3）。

病 例 2

※ 病史

患者男性，59 岁，间断无痛性肉眼血尿 5 个月余。

※ 超声

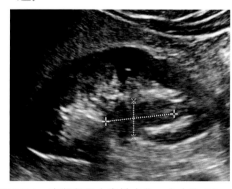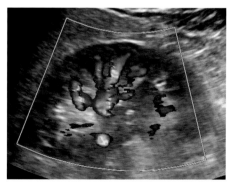

图 5-7-4 右肾肾盂内实性占位，大小为 3.7cm×1.8cm，未见明显血流信号，肾正常血流移位

超声诊断 右肾肾盂实性占位（图 5-7-4），考虑肾盂癌。

※**CT 及病理**

CT 诊断　右侧肾盂占位，考虑肾盂癌。

病理诊断　浸润性乳头状尿路上皮癌，高级别。

病 例 3

※ **病史**

患者男性，53 岁，间断无痛性肉眼血尿 3 周。

※ **超声**

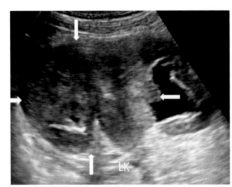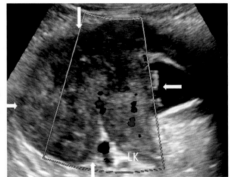

图 5-7-5　左肾形态饱满，肾窦及中上部肾实质内实性等低回声占位（↑），大小为 7.3cm×6.3cm，边界不清楚，形态不规则，内可见血流信号，下极肾窦内可见局限性液性区

超声诊断　左肾盂内实性占位（侵及肾实质）（图 5-7-5），考虑肾盂癌。

※**CT 及病理**

CT 诊断　左肾盂占位，考虑肾盂癌。

病理诊断　浸润性乳头状尿路上皮癌，高级别。

病 例 4

※ **病史**

患者女性，81 岁，间断无痛性肉眼血尿 2 个月余。

※ 超声

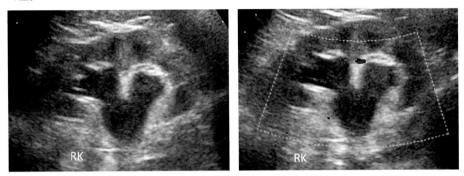

图 5-7-6　右肾窦系统分离，宽 2.2cm，内为低回声实性组织充填，未见明显血流信号

超声诊断　右肾窦内实性低回声占位（图 5-7-6），考虑肾盂癌。

※CT 及病理

CT 诊断　右肾盂占位，考虑肾盂癌。

病理诊断　浸润性尿路上皮癌，高级别。

病 例 5

※ 病史

患者男性，72 岁，右侧腰痛 3 个月。

※ 超声

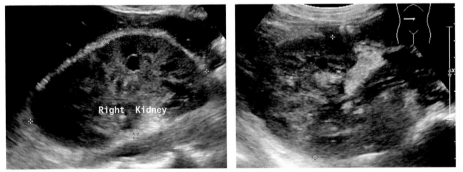

图 5-7-7　右肾轮廓清楚，被膜欠光滑，肾窦结构消失，实性组织代替，与肾实质分界不清楚

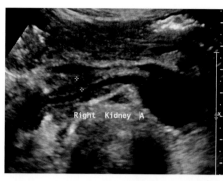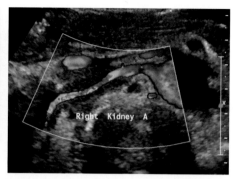

图 5-7-8 右肾动静脉周围实性组织包绕

超声诊断 右肾回声异常伴右肾动静脉周围实性组织包绕（图 5-7-7，图 5-7-8），恶性可能性大。

※ 其他影像及病理

CT 诊断 右肾恶性肿瘤可能性大。

MRI 诊断 右肾占位性病变。

病理诊断 浸润性尿路上皮癌，高级别（肿物浸润肾盂全层，弥漫浸润肾实质达纤维膜，肾门血管旁可见癌组织浸润，并侵犯神经组织）。

※ 评述

疾病概述

◆ 肾盂癌即发生在肾盂的恶性上皮性肿瘤，占肾实质肿瘤 5% ～ 28%，绝大多数为尿路上皮细胞癌（约占 90%），鳞状上皮细胞癌少见，腺癌罕见；

◆ 40 岁以上男性多见，男女发病比例约为 2∶1；

◆ 临床表现：主要为无痛性肉眼血尿；

◆ 治疗及预后：手术治疗；尿路上皮细胞癌术后 5 年生存率 84%；鳞状上皮癌和腺癌预后差；

◆ 尿路上皮细胞癌分为乳头型和浸润型，前者常见。乳头型呈息肉状病变，高分化，慢浸润，迟转移，易脱落种植于输尿管及膀胱；浸润型呈结节状或扁平状浸润生长，低分化，易浸润，发展快，多肾门淋巴结转移。

诊断要点

◆ 肾窦内实性占位；肿块较大时，浸润肾实质；

◆ 有时可见局限性肾积水；

◆ 一般无血流信号；

◆ 可疑肾盂内占位者，应做超声造影，可明确是否实性占位；

◆ 应观察输尿管、膀胱有无种植，肾周有无侵犯、转移。

鉴别诊断

◆ 肾盂内凝血块：血块回声相对均匀松散，动态观察有变化，超声造影无强化；

◆ 肾窦脂肪组织：常为双侧，回声高，弥漫，不具体，无血尿。

第八节　肾嗜酸细胞瘤

※ 病史

患者男性，59 岁，体检发现左肾占位 2 天，尿常规（－）。

※ 超声

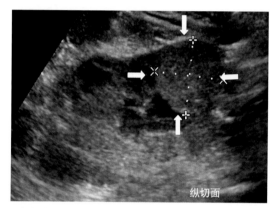

图 5-8-1　左肾中下部实质内实性肿物（个），大小为 3.5cm×3.4cm，
边界清楚，形态规则，内回声均匀，局部略向外突出

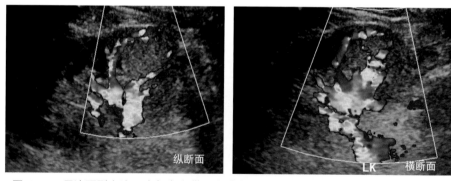

图 5-8-2　周边环形血流，内部富血供，由肿瘤周边向中心放射状穿入，血流走行规则

超声诊断　左肾中下部实性占位（图 5-8-1，图 5-8-2），考虑恶性。

※ 其他影像——CT

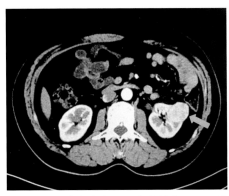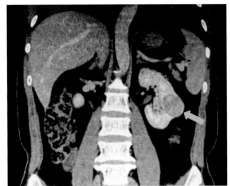

图 5-8-3 CT 显示左肾中部可见直径约为 3.6cm 类圆形软组织密度影（⬆），增强扫描明显不均匀强化

CT 诊断 左肾占位（图 5-8-3），考虑肾癌。

※ 病理

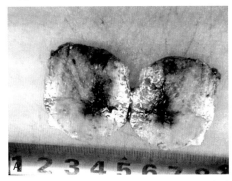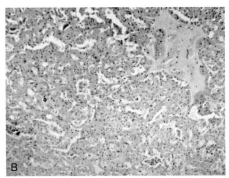

图 5-8-4 肾嗜酸细胞瘤病理组织图

A. 肿瘤与周围分界清楚，切面均匀致密，灰黄色，中心部位可见出血区；
B. 瘤细胞具有丰富的嗜酸性细胞浆，小圆形泡状细胞核，瘤细胞呈实性巢索状排列（HE，×100）

病理诊断 结合免疫组化，符合嗜酸细胞瘤（图 5-8-4）。

※ 评述

疾病概述

◆ 肾嗜酸细胞瘤（RO），又称瘤细胞性腺瘤，来源于肾脏集合管上皮的良性肿瘤，少
见，病因不明；

◆ 50 岁以上老年人多见；

◆ 男女发病比例为 2 : 1；

◆ 多无症状，体检发现，少有腰痛或血尿；

◆ 治疗：手术切除；

◆ 预后：良好；

◆ 术前诊断率低，多被误诊为肾癌。

超声表现特点

◆ 肾实质内实性结节，圆形或椭圆形；

◆ 多为等回声，较特征的表现为内部星芒状低回声（图5-8-5）；

◆ 周边环状血流，内部为从周边向中心放射状穿入血流；

◆ 超声造影：肿瘤明显增强，造影剂呈放射状由肿瘤周边向中央快速充填，可清晰显示RO特有的轮辐状走行的血管，中央纤维瘢痕区无增强。

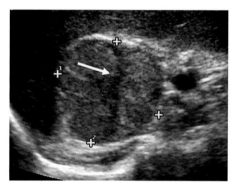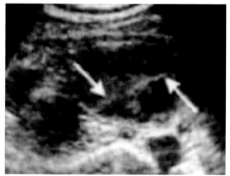

图 5-8-5　星状瘢痕：从中心向周边放射状分布的条索状低回声或高回声

超声价值

◆ 超声定性诊断 RO 较困难，超声造影有一定价值；

◆ 超声一般提示肾实性占位；

◆ 如声像图特征较明显：①星芒状低回声；②周边向中心放射状穿入血流；③从外向内放射状快速高强化，可部分提示。

另附病例 1

※ 病史

患者男性，52岁，体检发现右肾上腺区实性肿物2周，尿常规（-）。

※ **超声**

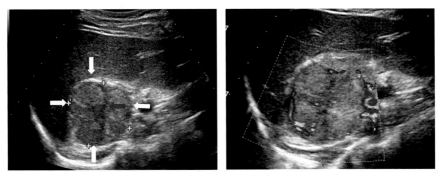

图 5-8-6 右肾上极实性等回声结节（个），大小为 4.5cm×4.3cm，边界清楚，形态规则，内回声欠均匀，中央可见星芒状低回声（↑），周边及内部可见少量血流信号

超声诊断 右肾上极实性占位（图 5-8-6），建议进一步检查。

CT 诊断 右肾上极占位，考虑肾癌可能性大。

病理诊断 结合免疫组化，符合嗜酸细胞瘤。

另附病例 2

※ **病史**

患者女性，67 岁，体检发现左肾上极实性占位 1 个月，尿常规：（–）。

※ **超声**

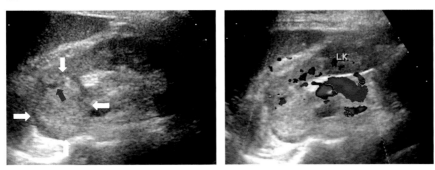

图 5-8-7 左肾上极实质内实性等回声占位（个），大小为 3.5cm×3.5cm，边界清楚，形态规则，内部可见条索状低回声（↑）

超声诊断 左肾上极实性占位（图 5-8-7）。

病理诊断 嗜酸细胞瘤。

第九节　肾结核

※ 病史

患者男性，57岁，腰部不适1个月余，既往有肺结核病史，查体：无明显阳性体征。

※ 超声

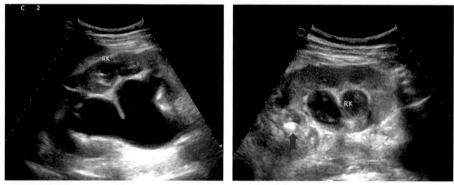

图 5-9-1　右肾肾盂、肾盏扩张积液，实质回声不均匀，有钙化（⬆）

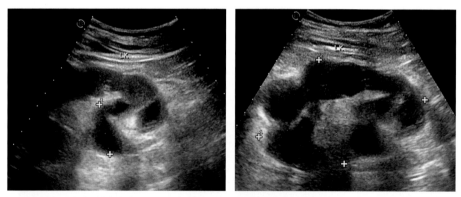

图 5-9-2　左肾形态不规则，肾实质内多发类圆形低无回声区，肾盂、肾盏轻度积水

超声诊断　双肾结核性改变（图 5-9-1，图 5-9-2）。

※ 其他影像——CT

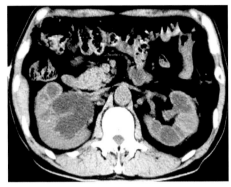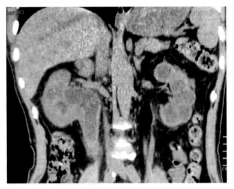

图 5-9-3 CT 显示双肾实质内多发类圆形液性低密度影并钙化，肾盂壁毛糙增厚

CT 诊断 双肾实质内多发类圆形液性低密度影并钙化，肾盂壁毛糙增厚（图 5-9-3），
结核？

※ 病理

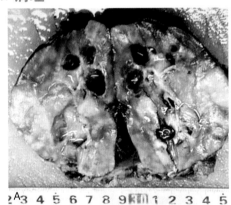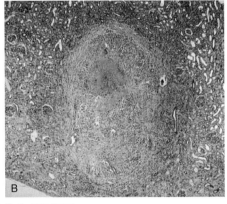

图 5-9-4 肾结核病理组织图

A.肿物切面呈囊实性，可见多个囊，壁厚，部分内壁呈灰红、灰黄色，
略粗糙，实性区域呈灰黄色颗粒状，质中；
B.慢性肉芽肿样病变，伴坏死及小脓肿（HE，×40）

病理诊断 肾结核病（图 5-9-4）。

※ 评述

疾病概述

◆ 肾结核多数继发于肺结核；

◆ 病变先累及肾皮质，形成结核结节，进而发展成干酪样坏死灶，液化坏死、空洞，后侵犯肾盂、肾盏，不同程度积水；

◆ 病灶内有大量钙盐沉着，形成局限性肾内钙化或全肾钙化（自截肾）；

◆ 常见症状：血尿、脓尿，腰痛，腰部不适；

◆ 病理肾结核常为双侧，临床肾结核常为单侧。

超声表现

◆ 早期轻型肾结核无明显声像图改变；

◆ 肾内多发厚壁囊性无回声区或不规则杂乱回声区；

◆ 肾形态饱满不规则、肾盂肾盏扩张积水；

◆ 肾内纤维化、钙化，晚期肾自截；

◆ 肾结核的声像图复杂多样，超声可提示。

鉴别诊断

◆ 肾囊性病变合并感染或出血：囊壁较光滑，合并肾窦扩张者少见；

◆ 慢性肾盂肾炎：反复发作的尿路感染为突出临床表现。

另附病例 1

※ 病史

患者男性，19 岁，右侧腰背部疼痛不适 1 个月余。

※ 超声

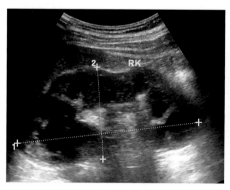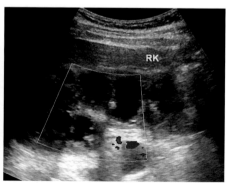

图 5-9-5　右肾内多发不规则厚壁囊性病变，肾窦形态失常

超声诊断　肾结核性病变可能（图 5-9-5）。

病理诊断　肾结核病。

另附病例 2

※ 病史

患者女性，28 岁，间断发热盗汗 3 个月余，尿频、尿急、尿痛 1 个月。

※ 超声

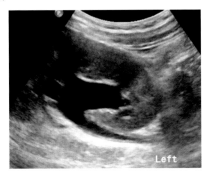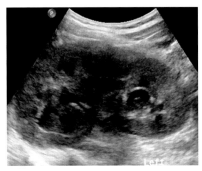

图 5-9-6　左肾盂扩张积液，肾内回声杂乱，多发不均质低无回声团

超声诊断　考虑肾结核性改变（图 5-9-6）。

病理诊断　肾结核病。

另附病例 3

※ 病史

患者女性，46 岁，左侧腰腹部酸困不适 7 年余。

※ 超声

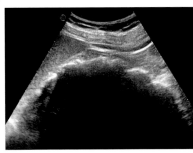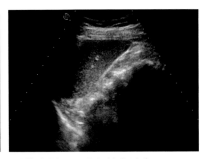

图 5-9-7　左肾区弧形强回声，后伴声影，正常肾结构消失

超声诊断　肾自截（结核性改变）（图 5-9-7）。

病理诊断　肾结核病。

第十节　肾外伤

病 例 1

※ 病史

患者女性，26岁，车祸外伤后6小时，血尿（+）。

※ 超声

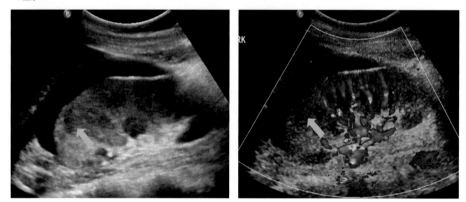

图 5-10-1　右肾上极实质回声不均匀（⬆），无明显血流信号，肾周被膜下积液

超声诊断　右肾上极回声不均伴肾周积液（图 5-10-1），考虑肾挫裂伤。

其他影像——CT

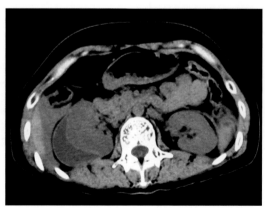

图 5-10-2　CT 显示右肾周月牙形液性密度影

CT 诊断 右肾周被膜下积液（图 5-10-2）。

临床 保守治疗，定期复查。

治疗 1 个月后复查

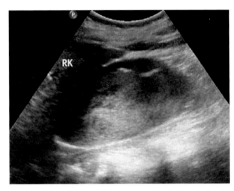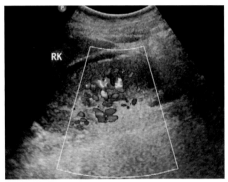

图 5-10-3 右肾周被膜下积液较前减少

病 例 2

※ 病史

患者男性，58 岁，外伤后腰部疼痛 18 天，血尿（＋）。

※ 超声

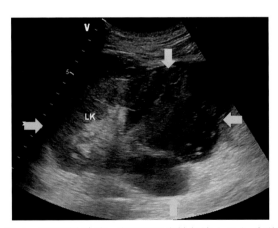

图 5-10-4 左肾形态失常，肾周可见囊性包块（⬆），包绕左肾

超声诊断 左肾形态失常伴周围囊性包块（图 5-10-4），考虑肾挫裂伴肾周血肿形成。

※CT 及临床

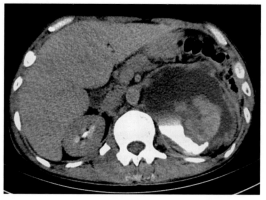

图 5-10-5　CT 显示左肾密度不均匀，包膜下可见低密度影

CT 诊断　左肾挫裂伤，包膜下积液（图 5-10-5）。

临床　超声引导下穿刺引流，引流出约 1000ml 血性液体，抗感染等对症治疗。

病 例 3

※ 病史

患者男性，37 岁，高处坠落伤伴血尿 2 小时。

※ 超声

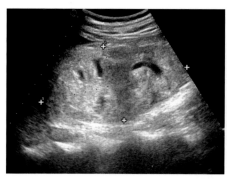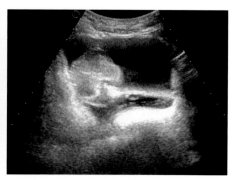

图 5-10-6　右肾轮廓不清，形态失常，回声杂乱，腹腔积液，膀胱内凝血块

超声诊断　右肾形态失常，回声杂乱，考虑肾破裂（图 5-10-6）。

※ 其他影像——CT

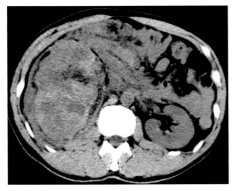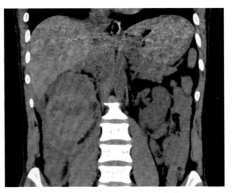

图 5-10-7 CT 显示右肾体积明显增大，轮廓形态失常，呈高低混杂密度

CT 诊断 右肾破裂出血，腹腔积液（图 5-10-7）。

临床 急诊行剖腹探查 + 右肾切除术。

※ 病理

病理诊断 符合肾裂伤。

※ 评述

疾病概述

◆ 肾创伤的病因为直接外力作用（外伤、输尿管插管、穿刺等）或自发性破裂（积水、肿瘤等）；

◆ 肾损伤的主要临床表现为侧腰腹部肿胀、疼痛或腹壁强直，多数出现血尿，严重者可出现休克；

◆ Nunn 根据临床和放射学检查所见与病理改变的关系，将肾损伤分为四种类型（图 5-10-8）：

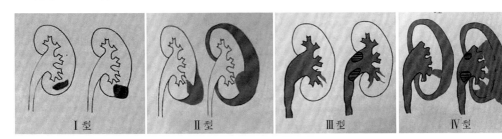

图 5-10-8 肾损伤分型

（1）Ⅰ型（肾挫伤）：肾实质内有挫裂伤，但被膜和集合系统完整，被膜下可有小血肿；

（2）Ⅱ型（肾实质裂伤）：肾实质破裂，被膜破裂；

（3）Ⅲ型（肾盏撕裂）：肾盏和肾盂撕裂，内有血凝块，肾实质损伤，但肾被膜完整；

（4）Ⅳ型（肾广泛性撕裂或断裂）：肾被膜、实质和集合系统均有广泛性损伤，甚至肾蒂完全断裂。

超声表现

◆ Ⅰ型（肾挫伤）：肾实质内局限性异常回声区，肾被膜完整，被膜下可有小血肿；

◆ Ⅱ型（肾实质裂伤）：肾弥漫性或局限性肿大并回声异常，肾被膜破裂，肾周局限性液性包块和（或）腹腔积液；

◆ Ⅲ型（肾盏撕裂）：肾窦扩大，回声杂乱或分离扩张，肾盂内大量积血，肾外形明显增大，但被膜连续；

◆ Ⅳ型（肾广泛性撕裂）：一般有Ⅱ型和Ⅲ型的声像图表现，肾可完全性断裂或断裂成数块。

观察要点

◆ 在有外伤史情况下，尤其有血尿史，应观察肾大小形态是否正常，肾被膜是否连续完整，肾实质回声是否均匀，肾窦输尿管有无异常，膀胱内有无异常回声，腹腔有无积液；

◆ 彩色血流显像，血流分布是否均匀，有一定的诊断价值；

◆ 必要时可行急诊超声造影检查。

超声价值

◆ 超声检查，特别是超声造影可迅速判断有无肾损伤及其程度，为临床选择合理的治疗措施提供依据；

◆ 动态观察创伤后肾脏是否继续出血，或对肾创伤保守治疗后的转归情况进行观察；

◆ 同时检查有无合并其他脏器的创伤。

第十一节 成年型多囊肾

病 例 1

※ 病史

患者男性，45岁，下肢水肿伴恶心5个月，既往血压高9年，多囊肾10年，未系统治疗。

※ 超声

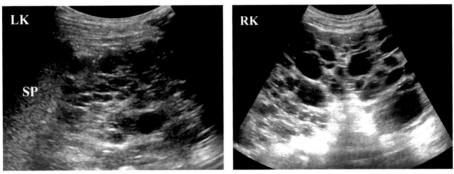

图 5-11-1 双肾体积增大，形态饱满，可见弥漫分布的大小不等囊性无回声区，彼此不相连通，未见正常肾实质回声，SP：脾

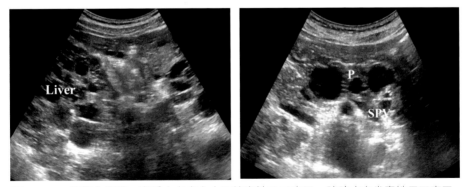

图 5-11-2 肝形态饱满，实质内多发大小不等囊性无回声区，胰腺内多发囊性无回声区，Liver：肝；P：胰腺；SPV：脾静脉

超声诊断 双侧多囊肾；多囊肝；胰腺多发囊肿（图 5-11-1，图 5-11-2）。

※ 其他影像——MRI

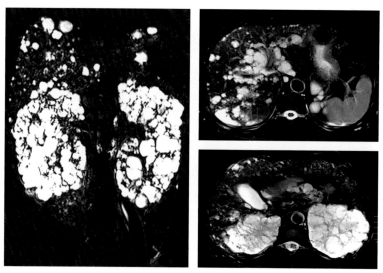

图 5-11-3　MRI 显示肝内可见多发囊样高信号影，双肾实质信号消失，
代之为多发囊状高信号影，胰腺形态饱满，其内可见多发囊状高信号影

MRI 诊断　多囊肝；双侧多囊肾；多囊胰腺（图 5-11-3）。

病 例 2

※ 病史

患者女性，45 岁，右侧腰背部疼痛伴发热 20 余天，左侧腰背部疼痛伴发热 3 天，家族史：母亲家族内多人患多囊肾。

※ 超声

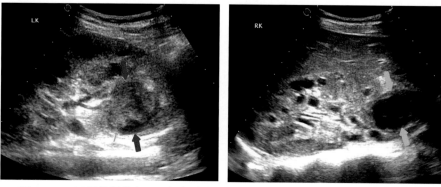

图 5-11-4　双肾体积增大，双肾实质内多发大小不等囊性区，较大者均位于下极，
左侧者大小为 3.7cm×3.6cm（⬆），右侧者大小为 3.9cm×3.2cm（⬆），壁厚，透声差

超声诊断 双侧多囊肾；双肾下极囊肿透声差（图 5-11-4），感染性改变？

※ 其他影像——CT

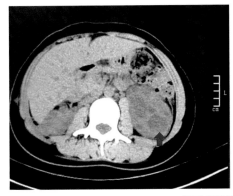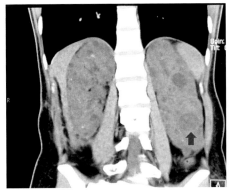

图 5-11-5 CT 显示双肾体积增大，边缘凹凸不平，
内可见多发类圆形囊性低密度灶，部分囊腔内密度高（ ➡ ）

CT 诊断 双侧多囊肾，部分为高密度囊肿（图 5-11-5）。

※ 实验室检查及临床（表 5-11-1）

表 5-11-1 尿液分析（11 项）、尿沉渣定量、尿沉渣镜检的检查结果

检验数据	结果	异常	正常参考值范围
微量白蛋白	>0.15g/L	–	<0.15
尿液有形成分定量分析	–	–	仪器法
红细胞	36.0个/μl	↑	0~10.5
白细胞	108.0个/μl	↑	0~15.1
白细胞团	11.0个/μl	↑	0~3.8
鳞状上皮细胞	27.0个/μl	↑	0~13.3
黏液丝	6.0个/μl	–	0~27.5

临床诊断 双侧多囊肾伴感染。

临床处理 行切开引流术，引流出脓液，继续消炎治疗，临床症状缓解。

病 例 3

※ 病史

患者女性，42岁，腹痛伴肾功能异常7年，加重3个月。

※ 超声

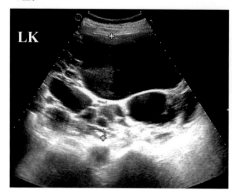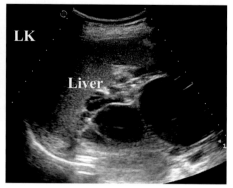

图 5-11-6　双肾体积增大，形态饱满，弥漫分布的大小不等囊性无回声区，
彼此不相连通，未见正常肾实质回声；肝实质回声均匀

超声诊断　双侧多囊肾（图5-11-6）。

※ 其他影像——CT

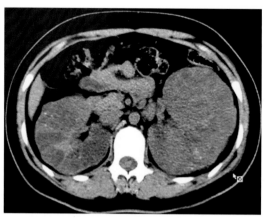

图 5-11-7　CT显示双肾体积增大，内可见多发类圆形囊性低密度灶

CT诊断　双侧多囊肾（图5-11-7）。

※ 评述

疾病概述

◆ 多囊肾是一种常见的先天性遗传性疾病，约占长期透析患者的 10%；

◆ 根据遗传学特点分为：常染色体显性遗传性多囊肾（成年型多囊肾，最常见）与常染色体隐性遗传性多囊肾（婴儿型多囊肾，少见）；

◆ 成年型多囊肾，具有明显的家族性，多数双侧同时受累，程度可不同，全肾布满大小不等囊腔，大小相差悬殊，囊肿之间很少能见到正常肾组织，肾盂受压变形；

◆ 成年型多囊肾，30%～60% 伴发肝囊肿，10% 伴发胰腺囊肿，其他部位囊肿的发生率高于正常；

◆ 多数患者 40 岁左右出现症状，腰部胀痛，血尿、尿路感染和腹部包块。

超声特征

◆ 双肾不规则增大；

◆ 全肾布满大小不等囊性无回声区；

◆ 无正常肾实质回声；

◆ 若有家族史或肝、脾、胰腺囊肿等肾外病变，诊断更可靠。

鉴别诊断

◆ 多发性肾囊肿：囊肿数目虽多，但可计数，囊肿间可见正常肾实质回声；

◆ 巨大肾盂积水：积水多为单侧，无回声区大且分隔不完全、互相连通；

◆ 肾结核：结核性脓肾与成年型多囊肾合并感染，超声显示病肾广泛破坏，前者病程短，多为单侧肾病变，常累及输尿管及膀胱，无典型囊性回声。

※ 附：婴儿型多囊肾

◆ 婴儿型多囊肾，常于出生后不久死亡，成年人罕见；

◆ 双肾损伤程度可不同，全肾弥漫性增大，充满小囊腔，大囊腔少见，皮髓质难辨认，肾盂受压变形，常伴肝囊肿和肝门区纤维化；

◆ 临床表现：肾功能不全的症状、体征，特点为发病越早，进展越快，预后越差，肾功能不全进展缓慢者，可出现门静脉高压和肝功能不全；

◆ 超声特征：肾弥漫性增大，实质回声增强，皮髓质分界不清，无正常肾实质回声，过度增大的肾可占据大部分腹腔，甚至充满全腹，不计其数的小囊使肾内回声粗乱，肾周脂肪组织变薄，界限不清，肾盂不能分辨。

第十二节　融合肾

病 例 1

※ 病史

患者女性，45 岁，常规体检，无明显临床症状。

※ 超声

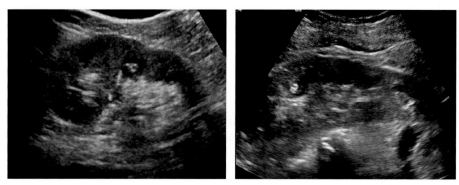

图 5-12-1　双肾回声正常，皮髓质分界清楚，肾窦居中未见分离

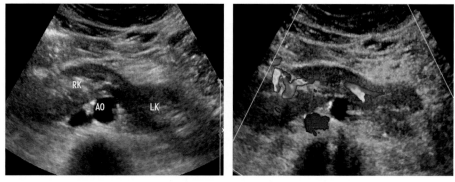

图 5-12-2　双肾下极于腹主动脉前方相连

超声诊断　马蹄肾（图 5-12-1，图 5-12-2）。

※ 其他影像——CT

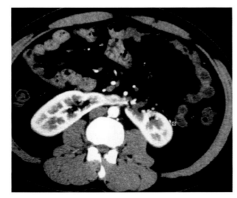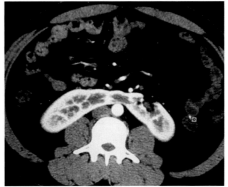

图 5-12-3　CT 显示双肾下极于腹主动脉前方相连

CT 诊断　马蹄肾（图 5-12-3）。

病 例 2

※ 病史

患者男性，76 岁，间断下肢水肿 4 年，纳差 1 个月。

※ 超声

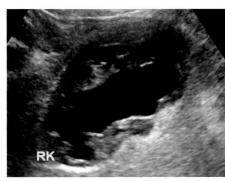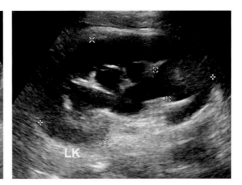

图 5-12-4　双肾轻—中度积水

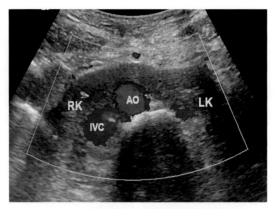

图 5-12-5　双肾下极于腹主动脉前方相连

超声诊断　马蹄肾，双肾积水（轻—中度）（图 5-12-4，图 5-12-5）。

※ 其他影像——CT

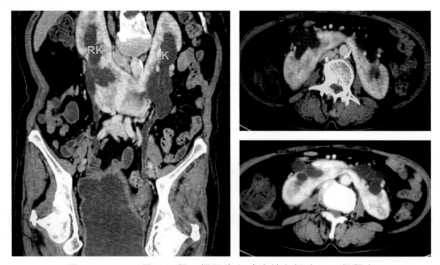

图 5-12-6　CT 显示双肾下极于腹主动脉前方相连，双肾积水

CT 诊断　马蹄肾，双肾积水（图 5-12-6）。

病 例 3

※ 病史

患者女性，57 岁，右上腹不适 2 周。

※ **超声**

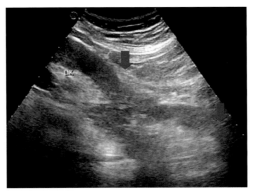

图 5-12-7   中线右侧未见肾脏声像图，左侧可见相连的两个肾脏声像图，肾窦独立（ ⬆ ）

超声诊断   双肾先天异常（图 5-12-7），考虑同侧融合肾。

病 例 4

※ **病史**

患者女性，65 岁，常规体检，无明显临床症状。

※ **超声**

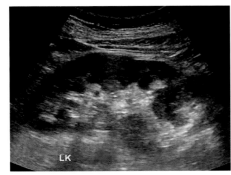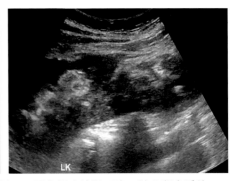

图 5-12-8   中线右侧未见肾声像图，左侧可见两个相连的肾回声，独立肾窦系统

超声诊断   左侧同侧融合肾（图 5-12-8）。

※ **评述**

疾病概述

◆ 融合肾是一种比较少见的肾畸形，发病率约 1‰，以男性为主，男女发病比例约为

5：1；

◆ 胚胎发育过程中一侧肾完全或部分跃过腹主动脉，与对侧肾脏融合，包含同侧融合（横过型融合肾）和对侧融合（马蹄肾、"S"形肾和团状肾）；

◆ 多合并肾脏旋转不全，肾门向前，肾盂输尿管连接位置高，致尿液引流不畅，常发生尿路感染或形成积水、结石；

◆ 泌尿系统其他畸形发生率较高；

◆ 临床表现：腹部肿块、腹胀、尿路刺激症状。

超声特征

◆ 肾位置较低，在同侧或对侧融合；

◆ 形态失常，常伴旋转不良；

◆ 两肾不同程度、不同部位连接；

◆ 有两个相互独立的肾窦系统，两条输尿管且开口位置正常；

◆ 无第三个肾存在；

◆ 同侧融合肾（图 5-12-9）：肾形态变长，上下两个肾窦；

◆ 马蹄肾（图 5-12-10）：最常见，90%，左右肾下极在腹主动脉或下腔静脉前方相连；

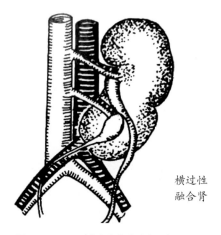

图 5-12-9　同侧融合肾解剖示意图

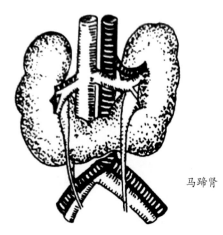

图 5-12-10　马蹄肾解剖示意图

◆ "S"形肾（图 5-12-11）：一侧肾上极与另一侧肾下极在腹主动脉或下腔静脉前方相连，呈"S"形；

◆ 团状肾（图 5-12-12）：中下腹部、盆腔内两肾融合，不规则团块状。

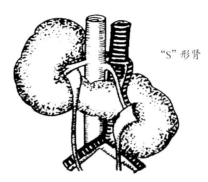

"S"形肾

图 5-12-11 "S"形肾解剖示意图

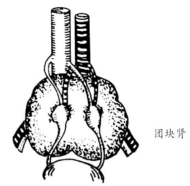

团块肾

图 5-12-12 团块肾解剖示意图

鉴别诊断

◆ 重复肾（图 5-12-13）：肾形态基本正常，体积增大，两个肾窦，两套输尿管，输尿管常异位开口，一般有对侧肾，无对侧肾者少见，鉴别困难；

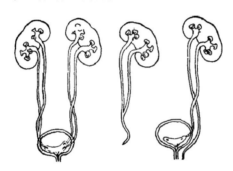

图 5-12-13 重复肾示意图

◆ 单侧肾发育不良（肾缺如）：只存在一个肾，外形代偿性增大，只有一个肾窦系统，超声诊断肾缺如有一定局限性，须结合其他影像；

◆ 同侧异位肾（图 5-12-14），可在同侧见到两个不相连的肾，属于肾位置异常。

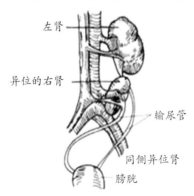

左肾

异位的右肾

输尿管

同侧异位肾

膀胱

图 5-12-14 同侧异位肾解剖示意图

第十三节　重复肾

※ 病史

患者女性，68岁，发热伴尿频、尿急半个月余。

※ 超声

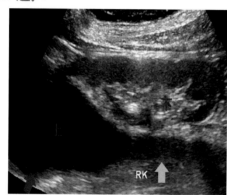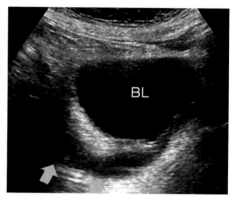

图 5-13-1　右肾长径增大，可见上、下两组肾窦系统，上位肾窦积水（⬆），
与其延续的输尿管全程扩张（⬆），末端至膀胱后方；下位肾窦、输尿管未见异常

超声诊断　右侧重复肾，上位肾窦重度积水、输尿管全程扩张（图 5-13-1）。

※ 其他影像——CT

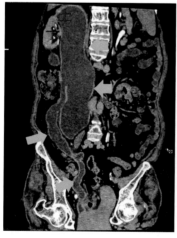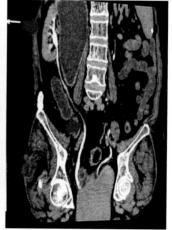

图 5-13-2　CT 显示右侧肾盂输尿管重复畸形，

A. 上位肾窦输尿管扩张（⬆）；B. 下位肾窦输尿管正常（⬆）

CT 诊断 右侧肾盂输尿管重复畸形（图 5-13-2）。

※ 临床

手术 探查输尿管异位开口，行支架置入术。

※ 评述

疾病概述

◆ 重复肾即肾盂输尿管重复畸形，为一个肾分为上、下两部，各有一套肾盂输尿管，上段肾多较小，下段多较大，两者之间有一浅沟，重复的输尿管可互相汇合，也可分别汇入膀胱，下肾盂输尿管开口正常，上肾盂输尿管多异位开口；

◆ 男性可异位开口于后尿道、精囊、输精管和前列腺等，女性可异位开口于阴道、外阴前庭、子宫和尿道等；

◆ 临床常以泌尿系统感染就诊；

◆ 分为不完全型和完全型（图 5-13-3）。

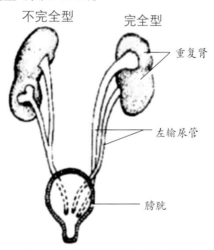

图 5-13-3 重复肾分型解剖示意图

不完全型：上段为两条，到中下段融合为一条，呈 "Y" 字型；
完全型：两条输尿管有各自的开口进入膀胱

诊断要点

◆ 肾改变：长径大于正常，上下两组肾窦，上下两个肾门，上位肾窦多有积水扩张；

◆ 输尿管改变：上位肾窦积水，输尿管扩张时，超声可显示输尿管；

◆ 超声常可观察到异位开口到膀胱的输尿管囊肿；

◆ 超声为首选筛查方法，CT 尿路造影（CTU）/ 磁共振尿路成像（MRU）具有重要诊断价值。

鉴别诊断

◆ 双肾盂畸形：上下两组分离的肾窦，在肾门处移行为一条输尿管，无重复输尿管，无输尿管扩张和肾积水；

◆ 单纯性肾囊肿：多断面扫查，不与输尿管相延续；

◆ 同侧融合肾：一侧无肾，一侧肾形态明显失常，有两个肾窦系统，两个肾门，但肾门位置低。

另附病例 1

※ 病史

患者男性，42 岁，左侧腰背部隐痛不适 3 天。

※ 超声

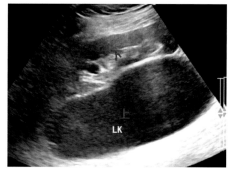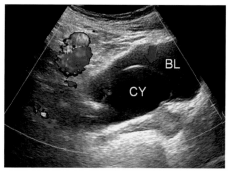

图 5-13-4　左侧重复肾，上位肾窦积水，输尿管全程扩张，末端囊肿形成（⬆）

超声诊断　左侧重复肾，左侧输尿管囊肿（图 5-13-4）。

※ 其他检查

CT 诊断　左侧重复肾，上位肾盂输尿管扩张，输尿管末端囊肿。

膀胱镜　左侧输尿管囊肿。

另附病例 2

※ 病史

患者男性，26 岁，左侧腰背部酸困 1 年余。

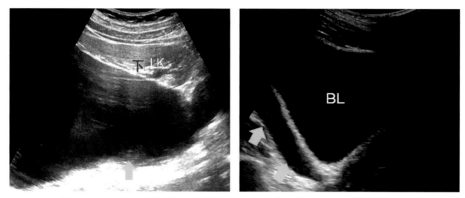

图 5-13-5 左侧重复肾，上位肾窦重度积水，输尿管全程扩张（ ⬆ ）

超声诊断 左侧重复肾（图 5-13-5 ）。

※CT 及临床

CT 诊断 左侧重复肾，上位肾盂输尿管扩张。

手术 左半肾切除术。

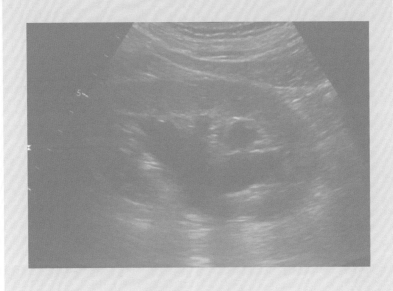

【第六章】

输尿管

第一节　输尿管结石

病 例 1

※ 病史

患者男性，57 岁，突发左腰腹部疼痛 2 小时，左下腹明显。

※ 超声

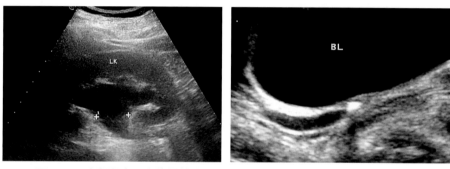

图 6-1-1　左肾积水，左输尿管膀胱壁内段强回声团，后伴声影 ，BL：膀胱

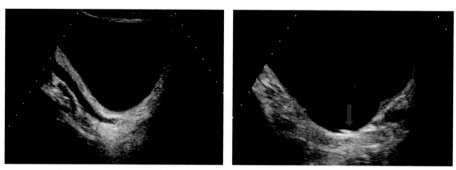

图 6-1-2　一天后复查，左输尿管扩张，壁内段未见异常团块，
膀胱底部可见一高回声团（ ↑ ），随体位活动

超声诊断　左肾积水，左输尿管膀胱壁内段结石（图 6-1-1，图 6-1-2）。

病 例 2

※ 病史

患者男性，36 岁，突发左侧腹痛 4 小时。

※ 超声

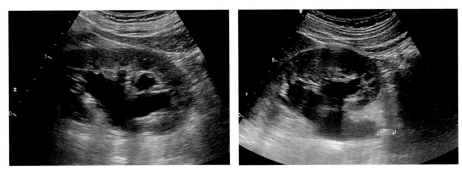

图 6-1-3　左肾积水，左侧肾盂输尿管延续处高回声团，后伴声影

超声诊断　左肾积水，左侧肾盂输尿管延续处结石（图 6-1-3）。

※ 其他影像——CT

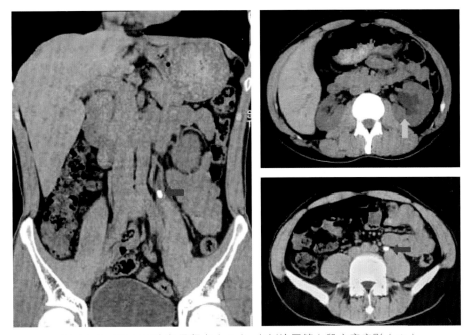

图 6-1-4　CT 显示左肾盂积水（⬆），左侧输尿管上段高密度影（⬆）

CT诊断 左肾积水，左侧输尿管上段结石（图6-1-4）。

病 例 3

※ 病史

患者男性，42岁，左下腹痛2天。

※ 超声

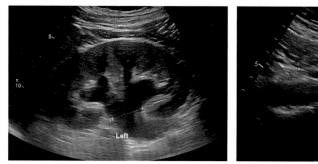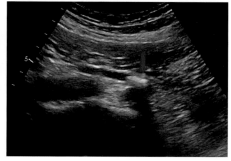

图6-1-5　左肾盂积水，左侧输尿管下段高回声团，后伴声影（⬆）

超声诊断 左肾积水，左侧输尿管第二狭窄处结石（图6-1-5）。

※ 其他影像——CT

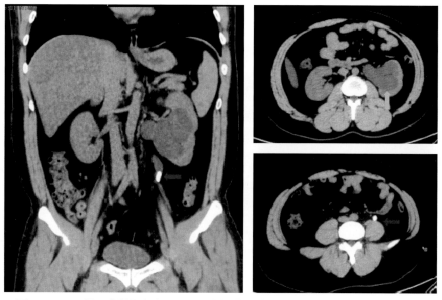

图6-1-6　CT显示左肾盂积水（⬆），左侧输尿管中段跨髂血管处高密度影（⬆）

CT 诊断 左肾积水，左侧输尿管中段结石（图6-1-6）。

病 例 4

※ 病史

患者男性，40岁，右下腹痛4小时，尿红细胞阳性。

※ 超声

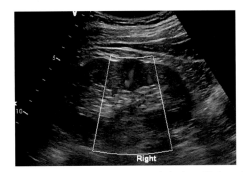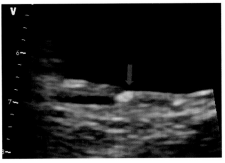

图 6-1-7 右肾未见积水，右侧输尿管壁内段高回声团

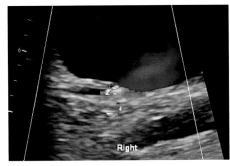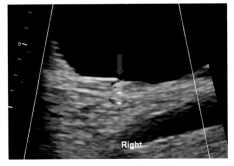

图 6-1-8 右侧输尿管喷尿正常，壁内段高回声团（↑）后方快闪伪像

超声诊断 右侧输尿管膀胱壁内段结石（图6-1-7，图6-1-8）。

※ 评述

疾病概述

◆ 泌尿系统常见疾病之一；

◆ 多由肾内形成落入输尿管；

◆ 多为单侧，男性发病率高于女性；

◆ 多位于三个生理狭窄处；

◆ 可造成尿路梗阻，引起肾功能损害，位置越高梗阻
程度越重，越早发生积水，对肾脏损害也越严重；

◆ 临床表现：肾绞痛、血尿。

输尿管解剖

分为三段（图 6-1-9）：

◆ 腹段（上段）、盆段（中段）、膀胱壁段（下段）；

◆ 有三处狭窄（结石易存留部位）：肾盂输尿管延续
处、跨髂血管处、膀胱壁内段。

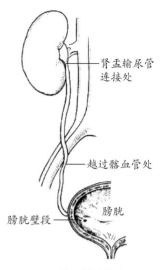

图 6-1-9　输尿管走行解剖示意图

超声表现

◆ 肾盂、输尿管不同程度扩张；

◆ 管腔内团状高回声，后伴声影；

◆ 多位于三个狭窄处；

◆ 结石后方可有快闪伪像，有利于不典型结石的诊断。

注：输尿管有结石，肾盂、输尿管不一定扩张，但如肾盂、输尿管扩张，一定要追查
输尿管除外结石及其他。

超声价值

◆ 超声因经济、无创、可重复的特点成为首选检查方法；

◆ 仔细扫查一般可明确诊断，输尿管扩张时容易显示，膀胱充盈有助于显示；

◆ 临床表现有助于诊断；

◆ 盆段、壁内段附壁小结石，超声不易显示；

◆ 超声发现肾盂积水、输尿管扩张，但因肠气干扰无法显示结石者，应行 CT 检查；

◆ 对于肾盂积水、输尿管扩张，临床症状不典型者应与输尿管占位鉴别。

超声检查技巧

◆ 采用充盈膀胱、探头加压等手法推挤腹腔肠管，减少肠内气体干扰，以利于输尿
管的显示；

◆ 降低增益有利于显示结石；

◆ 彩色快闪有利于显示结石；

◆ 沿输尿管走行检查，重点观察狭窄处；

◆ 调整声束方向，与结石垂直，显示声影，明确诊断。

第二节　输尿管息肉

※ 病史

患者女性，48 岁，间歇性无痛肉眼血尿 5 天，查体未见异常。

※ 超声

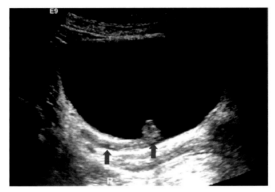

图 6-2-1　右输尿管末端实性团块（⬆），大小为 1.6cm×1.5cm，
形态欠规则，随喷尿摆动，未见明显血流信号，其近心段相延续输尿管管壁不均匀增厚

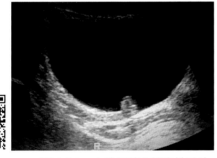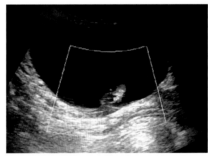

图 6-2-2　右输尿管末端实性团块，随喷尿摆动、形变，彩色表示喷尿

超声诊断　右输尿管末端实性软组织团块（图 6-2-1，图 6-2-2），考虑良性。

※ **膀胱镜**

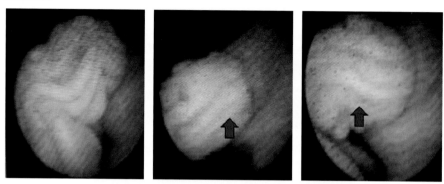

图 6-2-3　右侧输尿管口处团块肿物（⬆），表面光滑，随喷尿摆动

诊断　膀胱肿物（图 6-2-3）。

※ **手术及病理**

术中　右侧输尿管口肿物，可活动，表面光滑，大小为 2.5cm×2.0cm，下段输尿管管壁增厚，范围 5cm。

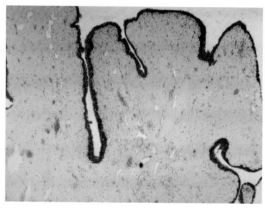

图 6-2-4　表面衬附尿路上皮，其下为疏松结缔组织和毛细血管（HE，×40）

病理诊断　右侧输尿管慢性炎症伴息肉形成（图 6-2-4）。

※ **评述**

疾病概述

◆ 输尿管息肉临床少见，源于其上皮细胞；

◆ 青壮年男性多见，多位于上段；

◆ 主要症状为腰痛、无痛性、间歇性全程肉眼血尿；

◆ 病因可能与梗阻、创伤、慢性炎症、激素紊乱和发育不良等有关；

◆ 多伴有输尿管结石。

诊断要点

◆ 下段息肉表现为膀胱内输尿管开口处乳头状或条状等高回声实性肿物；

◆ 与膀胱壁分界清楚；

◆ 质地柔软，随喷尿摆动；

◆ 上段息肉超声不易诊断。

鉴别诊断

◆ 输尿管囊肿：输尿管末端突向膀胱腔内的类圆形无回声区，大小及形态随喷尿周期性改变；

◆ 输尿管癌：好发于中老年人，管壁不均匀增厚，管腔狭窄，管腔内肿物，多伴肾积水；

◆ 膀胱癌：老年人多见，膀胱腔内实性肿物，与膀胱壁分界不清楚，基底较宽，位置固定，内部可见血流。

另附病例 1

※ 病史

患者女性，54 岁，发现膀胱肿物 1 个月余，无尿频、尿急、尿痛、血尿史。

※ 超声

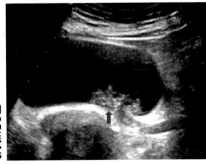
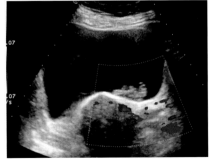

图 6-2-5　左输尿管末端疏松软组织团块（↑），大小为 3.5cm×1.9cm，形态不规则，随喷尿摆动，未见明显血流信号，相延续输尿管下段管壁不均匀增厚（⇧）

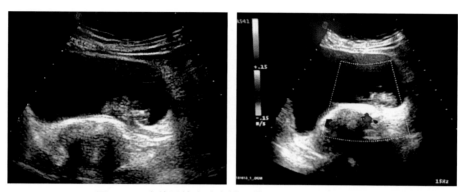

图 6-2-6　左输尿管末端实性团块，随喷尿摆动、形变

超声诊断　左输尿管下段管壁增厚、末端疏松软组织团块（图 6-2-5，图 6-2-6），考虑输尿管炎性改变伴息肉形成。

※ **病理**

病理诊断　左输尿管纤维上皮性息肉。

第三节　输尿管肿瘤

病 例 1

※ 病史

患者男性，87 岁，无明显诱因出现肉眼血尿 1 个月余。

※ 超声

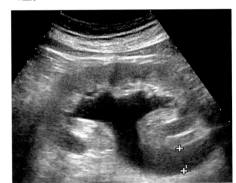 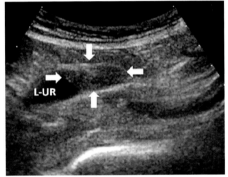

图 6-3-1　左肾轻度积水，左侧输尿管扩张，扩张输尿管内可见低回声实性肿物，
与管壁分界欠清楚（↑），L-UR：左侧输尿管

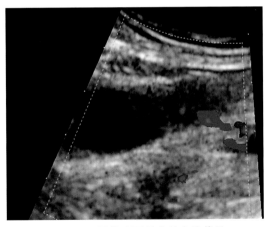

图 6-3-2　肿物内可见少量血流信号

超声诊断　左侧输尿管中上段扩张伴低回声实性占位（图 6-3-1，图 6-3-2）；左肾积
水（轻度）。

※ 其他影像——CT

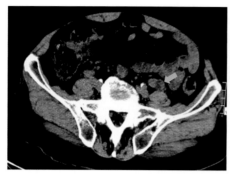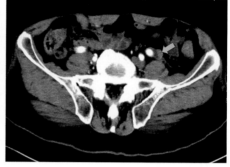

图 6-3-3　CT 显示左侧输尿管于髂内外动脉分叉层面管腔内可见软组织结节（⬆），
增强扫描明显强化

CT 诊断　左侧输尿管管腔内实性占位，考虑恶性（图 6-3-3）。

※ 病理

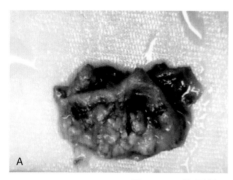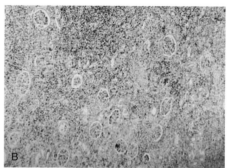

图 6-3-4　输尿管尿路上皮癌病理组织图

A. 左侧输尿管肿物切除大体标本：管壁样组织一块，
一侧切缘 0.7cm 处可见一菜花样肿物，大小约为 3cm×2cm×0.7cm；
B. 肿瘤由大小不等的细胞巢组成，呈浸润性生长，细胞核明显异型性（HE，×100）

病理诊断　浸润性乳头状尿路上皮癌，高级别，局灶伴鳞状化生（图 6-3-4）。

病 例 2

※ 病史

患者女性，51 岁，宫颈癌术后 3 年，左下腹部疼痛 3 个月余。

※ 超声

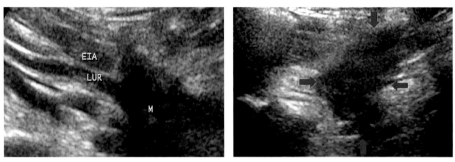

图 6-3-5　左侧髂外动脉旁一不规则实性低回声肿物（🠕），
与输尿管分界不清楚，以上输尿管扩张，EIA：髂外动脉

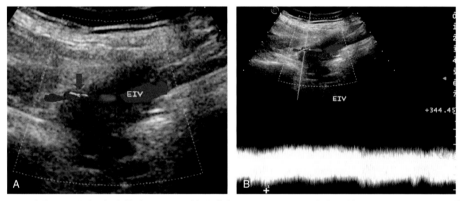

图 6-3-6　肿物累及左侧髂外静脉（🠕），管腔狭窄（图 A），血流速度加快（图 B），EIV：髂外静脉

超声诊断　左侧髂血管旁实性肿物，累及左侧输尿管（图 6-3-5，图 6-3-6），结合病史考虑恶性。

※ 其他影像——CT

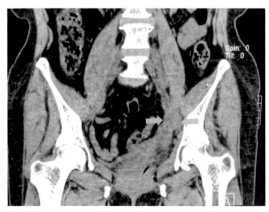

图 6-3-7　CT 显示左侧盆壁髂外血管走行区不规则软组织肿块影（🠕），与左侧输尿管分界不清

CT诊断　左侧盆壁髂外血管走行区不规则软组织肿块影，考虑恶性，累及左侧输尿管（图6-3-7）。

※ **病理**

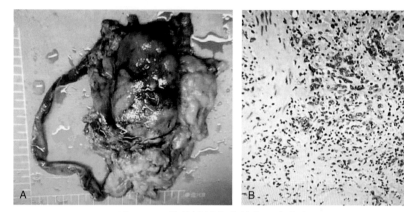

图6-3-8　转移性低分化鳞状细胞癌病理组织图

A. 左肾及左输尿管切除标本：肾组织大小为9.6cm×5.3cm×3cm，输尿管一段长17cm，直径0.8cm；
B. 左输尿管肌层及外膜下可见异型细胞，呈团巢状排列（HE，×100）

病理诊断　结合病史及免疫组化标记结果，符合转移性低分化鳞状细胞癌（图6-3-8）。

病 例 3

※ **病史**

患者女性，59岁，绝经3年，右侧腰腹部疼痛1个月，镜下血尿，无尿路刺激症状。

※ **超声**

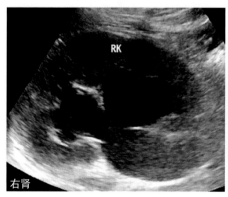
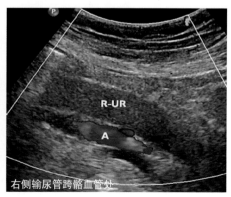

图6-3-9　右肾轻—中度积水，右侧输尿管（R-UR）全程扩张

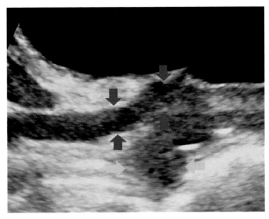

图 6-3-10　右侧输尿管末端内透声差（⬆），后方疑似肿块（⬆）

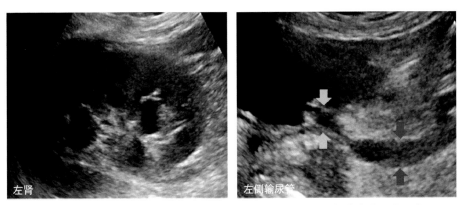

图 6-3-11　左肾轻度积水，左侧输尿管全程扩张（⬆），末端壁增厚（⬆）

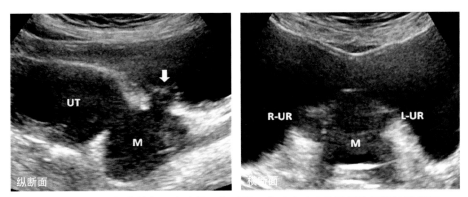

图 6-3-12　宫颈部实性低回声占位，与膀胱三角区（介）及双侧输尿管关系密切

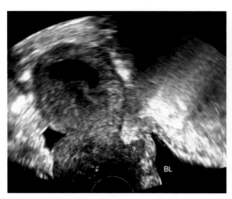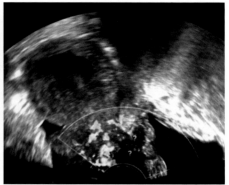

图 6-3-13　宫颈增大，不规则，凸向膀胱，血供丰富

超声诊断　双肾积水，双侧输尿管全程扩张（图 6-3-9 ～ 图 6-3-11）；子宫颈实性低回声占位（累及膀胱三角区及双侧输尿管下段）（图 6-3-12 ～ 图 6-3-13）。

※ 病理

病理诊断　宫颈刮片：宫颈鳞状细胞癌Ⅱ级。

※ 评述

疾病概述

◆ 输尿管肿瘤以恶性居多，分为原发性和转移性；

◆ 原发性输尿管肿瘤病理类型以尿路上皮癌最常见，其次为鳞状细胞癌，腺癌少见，多发生于输尿管下段，双侧发生罕见；

◆ 转移性输尿管肿瘤可来自肾盂或膀胱肿瘤的种植或邻近肿瘤的直接浸润（如膀胱、宫颈、前列腺、肾），也可来自其他部位肿瘤的血行或淋巴转移；

◆ 临床表现：无痛性、间歇性全程肉眼血尿，可伴腰部胀痛不适；

◆ 由于尿路上皮被覆整个泌尿道，肾盂肿瘤、输尿管肿瘤和膀胱肿瘤可同时或先后发生，因此，输尿管癌患者应行全泌尿系检查；

◆ 解剖学上因女性宫颈与输尿管的毗邻关系，宫颈癌患者常并发输尿管梗阻及肾积水，受累常为双侧，原因多为肿瘤浸润及淋巴结压迫；另手术、放疗也会损伤输尿管，引起狭窄；

◆ 当女性患者尤其绝经后妇女发生双侧输尿管梗阻，应想到宫颈病变。

超声诊断要点

◆ 病变部位以上输尿管扩张、肾盂积水；

◆ 输尿管腔内实性肿物，与输尿管管壁分界不清楚，肿物内见血流信号；

◆ 管腔不规则狭窄、中断，管壁僵硬。

超声价值

◆ 超声可作为首选影像学检查，能较早发现肾积水及一些输尿管腔内占位性病变，发现占位性病变，应行增强影像学检查进一步证实；

◆ 输尿管位置较深，易受肠气干扰，超声检查特异性不高；

◆ 当有无痛性肉眼血尿史，肾和膀胱无阳性发现时，须建议行其他影像学检查，如静脉肾盂造影、逆行尿路造影、CT 尿路成像、磁共振水成像等。

另附病例 1

※ 病史

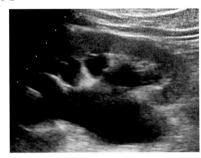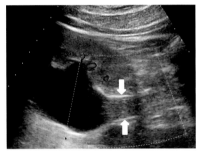

图 6-3-14　右肾积水，右侧输尿管上段扩张并腔内实性低回声团（个）

超声诊断　右侧输尿管上段扩张并腔内实性占位，右肾积水（图 6-3-14）。

病理诊断　浸润性尿路上皮癌，低级别。

另附病例 2

※ 病史

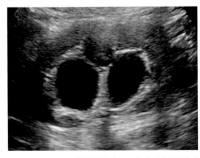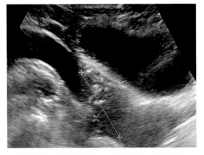

图 6-3-15　左肾积水，左侧输尿管中上段扩张，下段腔内实性低回声占位

超声诊断　左肾积水，左侧输尿管中上段扩张，下段腔内实性低回声占位（图6-3-15）。

病理诊断　浸润性尿路上皮癌，高级别。

另附病例 3

※ 病史

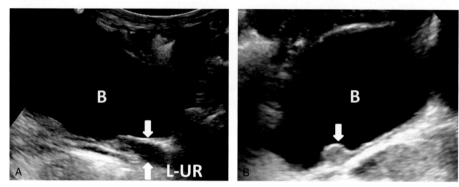

图6-3-16　左侧输尿管下段管腔内实性低回声占位（图A，⇑），
自输尿管口呈菜花状向膀胱突起（图B，⇑）

超声诊断　左侧输尿管下段管腔内实性低回声占位（图6-3-16）。

病理诊断　浸润性尿路上皮癌，高级别。

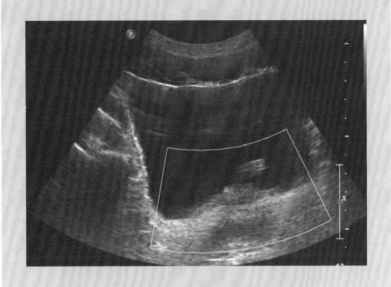

【第七章】

膀胱

第一节　腺性膀胱炎

※ 病史

患者男性，31 岁，体检发现膀胱肿物 3 天，不伴尿频、尿急、尿痛。

※ 超声

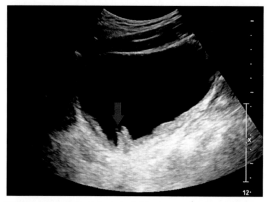

图 7-1-1　膀胱三角区及膀胱后壁弥漫性增厚，表面不平，部分隆起（⬆）

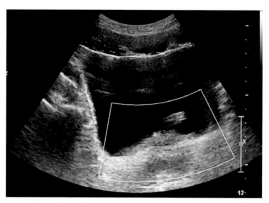

图 7-1-2　膀胱三角区及膀胱后壁弥漫性增厚，未见血流信号

超声诊断　膀胱壁弥漫性增厚伴局限性小结节（图 7-1-1，图 7-1-2），考虑腺性膀胱炎。

※ 病理

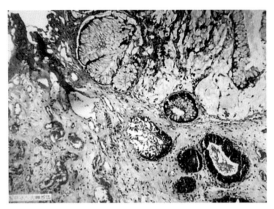

图 7-1-3　腺性膀胱炎，部分衬附为尿路上皮，部分伴肠型黏液上皮化生（HE，×100）

病理诊断　腺性膀胱炎，部分腺体肠型黏液化生（图 7-1-3）。

※ 评述

疾病概述

◆ 腺性膀胱炎是慢性膀胱炎的一种，病变局限于膀胱黏膜层，好发于三角区，男性多于女性，一般有不同程度的下尿路梗阻；

◆ 声像图特点：①多发生于膀胱三角区；②局限于黏膜层，表现为增厚、隆起；③多不显示血流信号，有时可见静脉频谱；

◆ 超声分型：①弥漫增厚型；②乳头型；③结节型；④混合型；

◆ 本病局限型易误诊为膀胱肿瘤，不易区别，三点可做鉴别参考：①腺性膀胱炎病变仅限于黏膜层，不累及肌层；②一般不累及输尿管；③病变部位多不显示血流信号；少数腺性膀胱炎有恶变倾向。

另附病例1——腺性膀胱炎

※ 病史

患者女性，55 岁，高血压 10 年，骨质疏松。

※ 超声

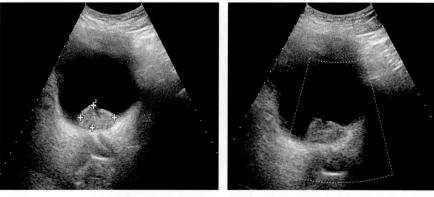

图 7-1-4　膀胱三角区团状低回声，大小为 3.3cm×1.8cm，边界清楚，未见血流信号，局限于黏膜层

超声诊断　膀胱三角区实性占位（图 7-1-4）。

病理诊断　膀胱三角区及膀胱颈：腺性膀胱炎。

另附病例 **2** ——膀胱肿瘤（鉴别诊断）

※ 病史

患者男性，63 岁，血尿 1 周。

※ 超声

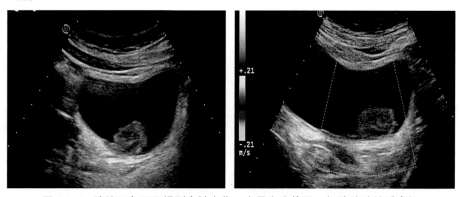

图 7-1-5　膀胱三角区不规则实性占位，少量血流信号，与膀胱壁关系密切

超声诊断　膀胱三角区实性占位（图 7-1-5）。

病理　膀胱乳头状尿路上皮癌。

<h1 style="text-align:center">第二节　膀胱结石</h1>

<h2 style="text-align:center">病 例 1</h2>

※ 病史

患者女性，33 岁，尿频、尿急、尿痛 2 周，尿常规：镜下红细胞（++）。

※ 超声

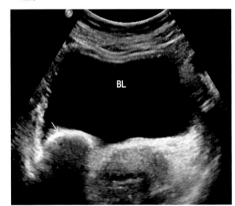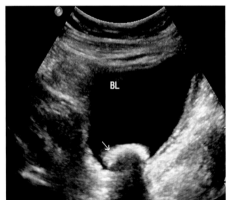

图 7-2-1　膀胱腔内一强回声团，长径 2.1cm，形态规则，后方伴清晰声影（↑），可随体位改变移动

超声诊断　膀胱结石（图 7-2-1）。

<h2 style="text-align:center">病 例 2</h2>

※ 病史

患者男性，59 岁，尿频、尿急、尿痛 10 天，尿常规：镜下红细胞（+++）。

※ **超声**

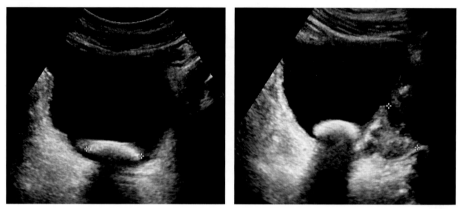

图 7-2-2　膀胱腔内一强回声团，长径 3.5cm，形态规则，后方声影清晰，可随体位改变移动

超声诊断　膀胱结石（图 7-2-2）。

病 例 3

※ **病史**

患者男性，33 岁，右侧腰背部剧痛 3 小时，尿常规：镜下红细胞（++）。

※ **超声**

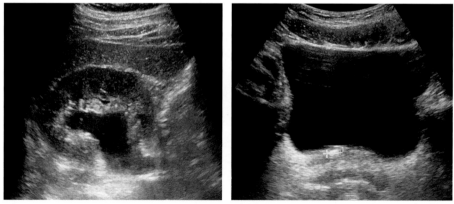

图 7-2-3　右肾轻度积水，右侧输尿管全程扩张，壁内段可见一强回声团，长径 0.6cm，后方伴声影

超声诊断　右侧输尿管壁内段结石伴右肾轻度积水（图 7-2-3）。

治疗后 2 个小时

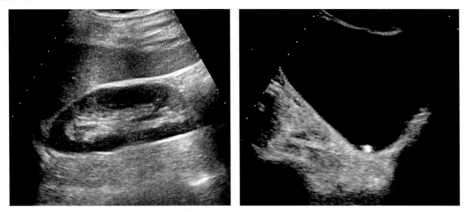

图 7-2-4　右肾积水消失，右侧输尿管恢复正常，膀胱腔内可见一强回声团，可随体位改变移动

超声诊断　膀胱结石（图 7-2-4）。

病 例 4

※ 病史

患者男性，71 岁，尿频、尿急、排尿困难 3 个月余，尿常规：镜下红细胞（++）。

※ 超声

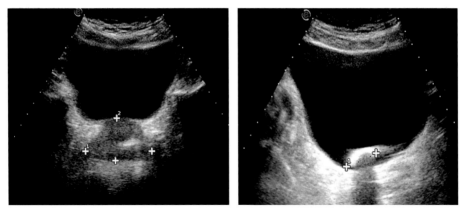

图 7-2-5　前列腺体积增大，大小为 5.1cm×3.7cm×4.1cm，
膀胱腔内强回声团，长径 2.8cm，后方伴声影，随体位改变移动

超声诊断　前列腺增生；膀胱结石（图 7-2-5）。

※ 评述

疾病概述

◆ 膀胱结石分为原发性和继发性，原发性起源于膀胱内，病因多为营养不良、低蛋白饮食、感染、膀胱异物、下尿路梗阻等，多见于儿童；继发性多由上尿路小结石下降并停滞于膀胱内形成；

◆ 多见于男性，常继发于下尿路梗阻，前列腺增生症是最常见病因；

◆ 临床表现：尿急、尿频、尿痛和尿流中断；

◆ 超声表现：膀胱腔内团状强回声，后方清晰声影，随体位改变移动。

鉴别诊断

◆ 表面钙化的膀胱肿瘤：不移动，与膀胱壁关系密切，部分病灶内可见血流信号；

◆ 膀胱内凝血块：等回声团，可随体位移动，无清晰声影，无血流，动态观察大小、形态、回声有变化。

第三节 膀胱肿瘤

病 例 1

※ 病史

患者男性，78 岁，间断无痛性肉眼血尿 1 周。

※ 超声

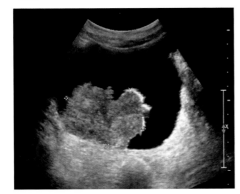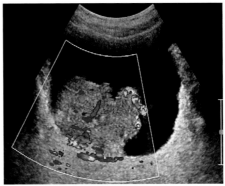

图 7-3-1 膀胱三角区偏右侧菜花样等回声肿物，大小为 6.3cm×4.4cm，
宽基底，部分表面弧形钙化，丰富血流信号

超声诊断 膀胱三角区偏右侧实性占位（图 7-3-1）。

※ 病理

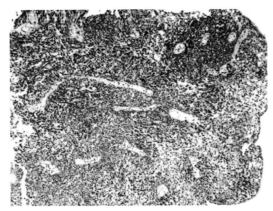

图 7-3-2 肿瘤由大小不等的细胞巢组成，呈浸润性生长，细胞核明显异型（HE，×100）

病理诊断　高级别乳头状尿路上皮细胞癌（图 7-3-2 ）。

病 例 2

※ 病史

患者男性，44 岁，间断无痛性肉眼血尿 2 天。

※ 超声

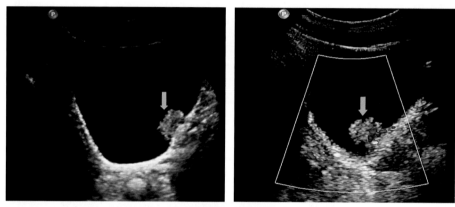

图 7-3-3　膀胱三角区菜花样等高回声结节，大小为 2.2cm×1.2cm，
宽基底，内回声欠均，少量血流信号（ ⬆ ）

超声诊断　膀胱三角区实性占位（图 7-3-3 ）。

※ 病理

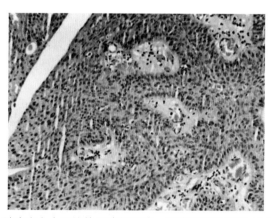

图 7-3-4　肿瘤由大小不等的细胞巢组成，细胞核轻度异型（HE，×100 ）

病理诊断　低级别非浸润性乳头状尿路上皮细胞癌（图 7-3-4 ）。

病 例 3

※ 病史

患者男性，55 岁，体检发现膀胱占位 1 周。

※ 超声

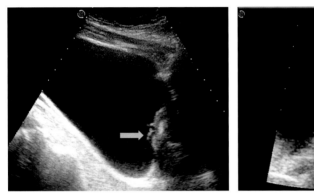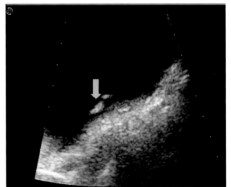

图 7-3-5　膀胱三角区高回声小结节（⬆），大小为 1.4cm×0.7cm，不随体位改变移动

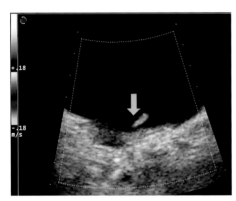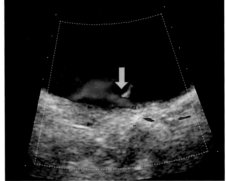

图 7-3-6　膀胱三角区高回声结节（⬆），结节无明显血流信号，两侧可见输尿管膀胱开口处喷尿

超声诊断　膀胱三角区实性占位（图 7-3-5，图 7-3-6）。

病理诊断　低级别浸润性乳头状尿路上皮细胞癌。

病 例 4

※ 病史

患者女性，67 岁，间断无痛性肉眼血尿 3 年余。

※ **超声**

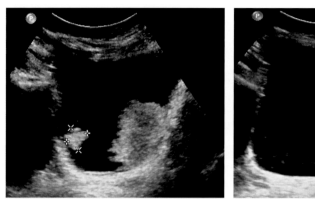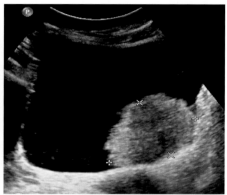

图 7-3-7　膀胱三角区及右侧壁各见一菜花样等高回声肿物，大小为 6.0cm×4.1cm、1.5cm×1.4cm

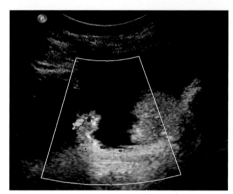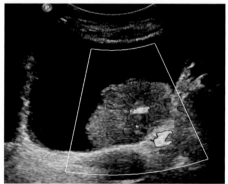

图 7-3-8　右侧壁见少量血流信号；三角区者见较丰富血流信号

　　超声诊断　膀胱三角区及右侧壁实性占位（两个）（图 7-3-7，图 7-3-8）。

　　病理诊断　膀胱右侧壁肿物：考虑低级别乳头状尿路上皮细胞癌；膀胱三角区肿物：考虑高级别浸润性乳头状尿路上皮细胞癌。

病　例 5

※ **病史**

患者男性，70 岁，无痛性肉眼血尿 1 周，伴尿频、尿急。

※ **超声**

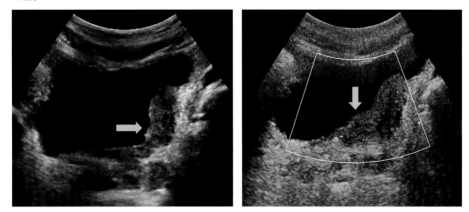

图 7-3-9　膀胱左后壁实性低回声肿物（ ↑ ），大小为 5.0cm×1.9cm，
宽基底，与膀胱壁分界不清楚，内少量血流信号

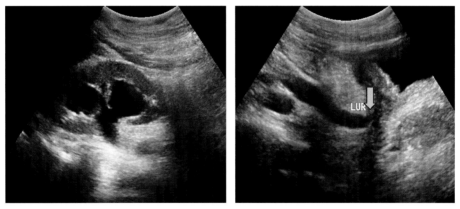

图 7-3-10　左肾中度积水，左侧输尿管全程扩张，
壁内段管腔内实性低回声充填（ ↑ ），与膀胱肿物相延续

　　超声诊断　膀胱左后壁实性占位；左侧输尿管全程扩张伴壁内段受侵；左肾中度积水（图 7-3-9，图 7-3-10）。

　　病理诊断　浸润性高级别尿路上皮细胞癌，癌组织浸润膀胱壁固有肌层达浆膜下，并侵及左侧输尿管。

※ **评述**

疾病概述

◆ 膀胱肿瘤是泌尿系最常见肿瘤，多为上皮性，占 95% ~ 98%，最常见的是乳头状尿路上皮癌，少数为鳞癌和腺癌；

◆ 好发于 40 ~ 60 岁男性，膀胱三角区常见，病因可能与尿液中某些代谢产物的刺激、慢性炎症等有关；

◆ 可呈乳头状、菜花状向腔内生长，亦可浸润生长致膀胱壁局限性增厚；

◆ 临床表现：无痛性肉眼血尿呈间歇性发作。

超声特征

◆ 一个或多个乳头状、菜花状等高回声肿物，向膀胱腔内凸出，基底部较宽，不随体位改变移动，部分可伴钙化；

◆ 或膀胱壁局限性增厚，局部连续中断或层次不清晰；

◆ 肿瘤内部不同程度血流信号。

鉴别诊断

◆ 腺性膀胱炎：好发于三角区，局限于黏膜层，多不显示血流信号，偶见静脉频谱；

◆ 膀胱结石：膀胱腔内强回声团，后方伴声影，可随体位移动；

◆ 膀胱凝血块：等低回声团，可随体位移动，无血流，动态观察大小、形态、回声有变化。

超声价值及体会

◆ 超声为初筛的首选方法，可了解肿瘤部位、大小、数目及浸润深度，作初步临床分期；

◆ 膀胱占位绝大多数为乳头状尿路上皮癌，临床处理原则基本一致，超声一般报告膀胱占位即可；

◆ 要多断面仔细扫查，消除多重反射影响，避免前壁小肿瘤的漏诊；

◆ 肾盂、输尿管、膀胱肿瘤属于同源性，膀胱发现占位时，须观察肾盂、输尿管。

第四节　脐尿管囊肿

※ 病史

患者男性，49 岁，2014 年体检发现腹壁囊性包块。

※ 超声

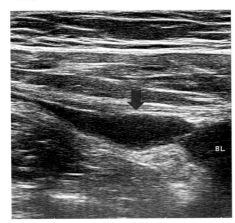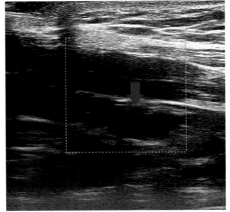

图 7-4-1　膀胱上方至脐部腹壁内梭形囊性包块（⬆），内透声好，无血流显示膀胱大小形态正常

超声诊断　膀胱上方至脐部腹壁内梭形囊性包块（图 7-4-1），考虑脐尿管囊肿。

CT 诊断　膀胱前壁与脐部之间类圆形低密度结构影，考虑脐尿管囊肿。

随访　患者无明显不适，未做进一步诊治，2016 年无明显诱因出现排尿时下腹部疼痛，脐下方为著、间断性，排尿后疼痛缓解，行超声检查。

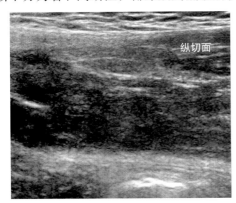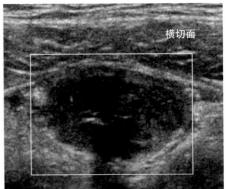

图 7-4-2　膀胱上方厚壁囊性包块，向脐方向延伸，囊腔透声差

超声诊断　膀胱上方厚壁囊性包块，透声差（图 7-4-2），考虑脐尿管囊肿伴感染。

※ 其他影像——CT

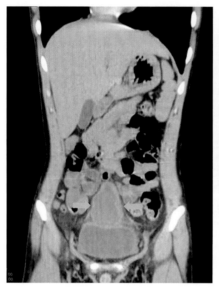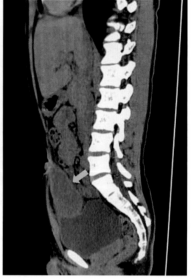

图 7-4-3　CT 显示腹腔内自脐部至膀胱顶壁间长椭圆形包块影（⬆），
包块外缘可见较厚包膜结构，周围可见渗出及积液影

CT 诊断　脐至膀胱顶壁间包块影（图 7-4-3），周围伴渗出、积液，考虑炎性，脐尿
管囊肿合并感染？

※ 病理

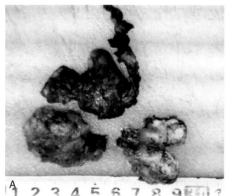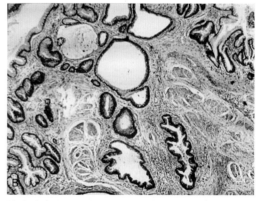

图 7-4-4　脐尿管囊肿病理组织图

A. 不整形组织，切面呈灰白、灰红，质韧，可见多个小腔隙；
B. 囊壁衬覆腺上皮，部分上皮轻度异型性增生（HE，×40）

病理诊断 脐尿管囊肿（图 7-4-4）。

※ 评述

疾病概述

◆ 胚胎发育过程中，膀胱自脐部沿前腹壁下降，在下降过程中，脐部有一细管（脐尿管）与膀胱顶部相连，后退化为纤维索；

◆ 退化不全时，两端均未闭合为脐尿管瘘，两端闭合而中间残留囊腔为脐尿管囊肿，脐端闭锁而与膀胱相通为膀胱憩室，脐端未闭合、膀胱端闭合为脐尿管窦；

◆ 脐尿管瘘表现为脐部漏尿；脐尿管窦表现为脐部黏液样或脓性分泌物；脐尿管囊肿与膀胱憩室若内腔较大可于腹壁触及包块，可能出现疼痛、压痛；

◆ 发病率约为 1/30 万，多为男性，位于膀胱壁及脐尿管走行部位，常合并下尿路梗阻；

◆ 体积较小时无症状，较大者可有压迫症状，合并感染出现炎症表现，脐尿管瘘时有液体自脐部流出。

超声表现

◆ 脐与膀胱之间，囊性结构，多为梭形，囊腔透声好，伴发感染时囊壁变厚，囊腔透声差；

◆ 超声检查脐尿管囊肿简便无创，阳性率高，为该病的首选检查方法；

◆ 结合临床，病变部位、走行，容易做出诊断；

◆ 脐尿管未闭可在脐与膀胱之间的腹壁内探及不规则管样结构，壁厚，内部呈无回声或低回声；

◆ 脐尿管囊肿为腹壁内梭形囊性结构，囊腔透声好，伴发感染时囊壁变厚，囊腔透声差；

◆ 脐尿管窦和脐尿管未闭相似，只是膀胱端闭合；

◆ 脐尿管憩室为下腹部腹壁内无回声，和膀胱顶部相连。

另附病例 1

※ 病史

患者男性，35 岁，下腹部疼痛不适 1 个月余。

※ 超声

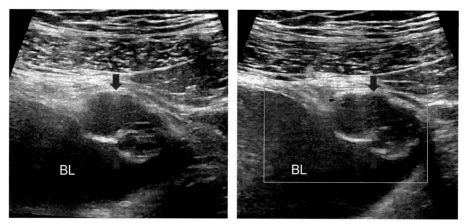

图 7-4-5　膀胱前壁偏右侧囊性结构（↑），大小为 2.1cm×1.9cm，膀胱壁完整

超声诊断　膀胱前壁偏右侧囊性结构（图 7-4-5），结合临床，考虑脐尿管囊肿。

CT 诊断　膀胱前顶壁分隔囊性病灶，考虑脐尿管囊肿。

※ 病理

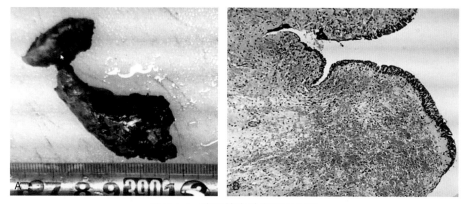

图 7-4-6　脐尿管囊肿病理组织图

A. 肿物切面呈灰白、灰红，管状，质韧，管腔内可见少量血液；
B. 纤维平滑肌囊壁衬覆尿路上皮，伴慢性炎症细胞浸润及出血（HE，×100）

病理诊断　脐尿管囊肿（图 7-4-6）。

第五节　苗勒上皮异位症

※ 病史

患者女性，27岁，左下腹间断性绞痛6年，与月经周期相关，并左侧腰腹部憋胀，偶伴尿急、尿痛，无肉眼血尿，无盆腔手术史。

※ 超声

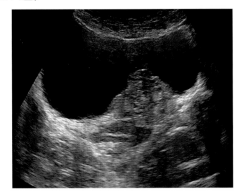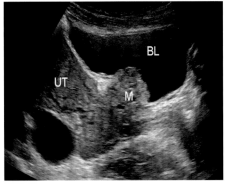

图 7-5-1　膀胱三角区偏左侧低回声实性肿物，大小为 4.3cm×3.2cm，
与膀胱壁分界不清楚，与子宫壁分界不清楚

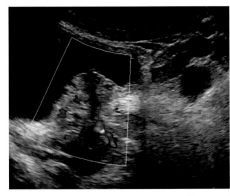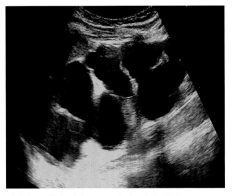

图 7-5-2　肿物内少量血流信号，致左侧输尿管末端梗阻，左肾重度积水

超声诊断　膀胱三角区偏左侧低回声实性肿物，左肾重度积水（图 7-5-1，图 7-5-2）。

※ 膀胱镜

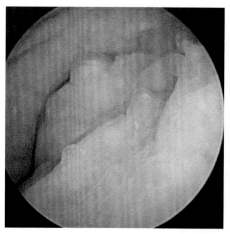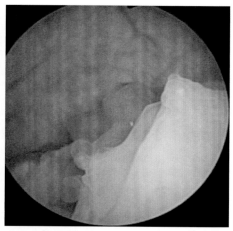

图 7-5-3　膀胱镜检查显示膀胱三角区左侧输尿管口肿物，
大小为 5cm×4cm，遮盖左侧输尿管口，基底宽

膀胱镜　膀胱三角区左侧输尿管口肿物（图 7-5-3）。

※ 病理

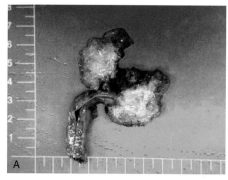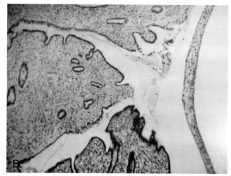

图 7-5-4　苗勒管上皮异位症病理组织图

A. 输尿管末端膨大，表面灰红色、粗糙，切面呈灰白色，质略脆，部分区域可见囊腔；
B. 膀胱壁内大小不等的腺腔样结构，部分衬覆黏液上皮，细胞无明显异型性，
未见核分裂象，未见子宫内膜样间质（HE，×40）

病理诊断　结合免疫组化，符合苗勒管上皮异位症伴囊肿形成（图 7-5-4）。

※ 评述

疾病概述

◆ 哺乳动物在胚胎早期，雌雄两性都发生两套原始生殖管道，一套中肾管和一套苗

勒管。在雄性，中肾管演变为雄性生殖管道，苗勒管退化；在雌性，中肾管退化，苗勒管演变为雌性生殖管道；

◆ 苗勒上皮异位症（Müllerianosis）为苗勒源性成分（宫颈、子宫、输卵管上皮及未分化苗勒上皮）异位至不同的器官或组织内；

◆ 若病变中单独存在一种上皮，称为宫颈内膜异位症、子宫内膜异位症、输卵管内膜异位症；若至少存在两种苗勒管源性成分则为苗勒上皮异位症；

◆ 非恶性、非实体肿瘤性病变，但易侵犯周围组织；

◆ 苗勒上皮异位症、宫颈内膜异位症、子宫内膜异位症、输卵管内膜异位症临床表现上并无区别，均为盆腔肿块、盆腔慢性疼痛、伴或不伴不孕不育；

◆ 子宫内膜异位症是苗勒源性异位症中最常见病变，可见于任何部位，80% 累及盆腔器官，发生于泌尿系者少见，其中膀胱为最常累及部位，约 20% 患者出现特异性的周期性肉眼血尿。

超声特征

◆ 膀胱内不均质肿块；

◆ 与膀胱壁及子宫均分界不清楚；

◆ 宽基底，形态欠规则，边界欠清楚；

◆ 少量血流信号；

◆ 应与膀胱肿瘤、腺性膀胱炎、宫颈恶性肿瘤累及膀胱相鉴别。

鉴别诊断

◆ 育龄期女性；

◆ 腹痛及膀胱刺激症状与月经周期相关；

◆ 膀胱内占位性病变；

◆ 应想到苗勒上皮异位症或子宫内膜异位症，确诊须病理。

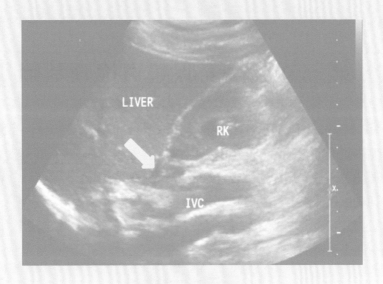

【第八章】

肾上腺

第一节 肾上腺超声检查基础

※ 解剖概要

◆ 肾上腺是人体重要内分泌器官，为腹膜后器官，左右各一，位于肾的内上方，外披一层薄的包膜，周围为脂肪组织（图 8-1-1）；

◆ 由皮质和髓质两部分组成；

◆ 皮质分泌盐皮质激素（醛固酮）、糖皮质激素（皮质醇）和性激素；

◆ 髓质分泌去甲肾上腺素和肾上腺素。

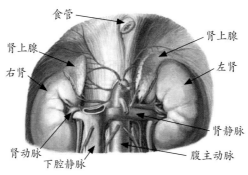

图 8-1-1 肾上腺解剖示意图

※ 超声检查方法

◆ 经肋间冠状断面或斜断面扫查（图 8-1-2）；

◆ 上腹部横断面扫查；

◆ 对于可疑异位的肾上腺嗜铬细胞瘤，还应注意肾门、腹主动脉旁、髂血管旁、膀胱内及膀胱周围。

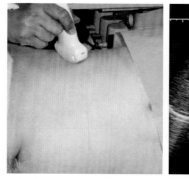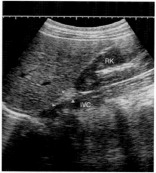

图 8-1-2 侧卧位，探头位于胁腹部，在侧面做肾脏的纵断面，IVC：下腔静脉

※ 正常声像图

◆ 位置：右肾上腺位于肝、下腔静脉和右肾所组成的三角区内；左肾上腺位于脾、腹主动脉和左肾所组成的三角区内（图 8-1-3）；

◆ 形态：肾上腺形态多样，多呈三角形、半月形；

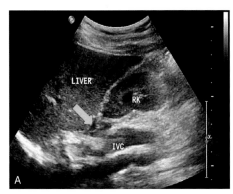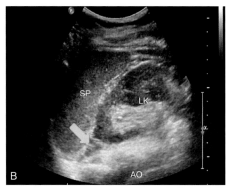

图 8-1-3　A. 右侧肾上腺（⬆）位于肝、下腔静脉和右肾间；
B. 左侧肾上腺（⬆）位于脾、腹主动脉和左肾间

◆ 正常肾上腺的显示率右侧高于左侧，新生儿及儿童高于成年人（成年人右侧肾上腺显示率为 97%，左侧可达 83%）；

◆ 儿童肾上腺体积较成年人大，年龄越小越大，婴幼儿肾上腺较丰满，中心髓质薄，回声较高，外围皮质回声较低（图 8-1-4）；

◆ 超声多不能显示成年人肾上腺结构，常常是周围脂肪组织勾绘出的肾上腺轮廓（图 8-1-5）。

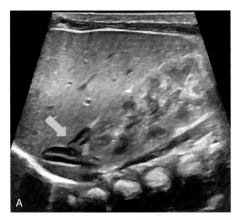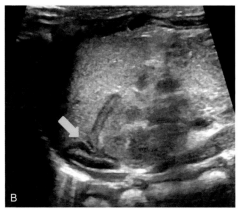

图 8-1-4　A. 新生儿右侧肾上腺（⬆）；B. 新生儿左侧肾上腺（⬆）

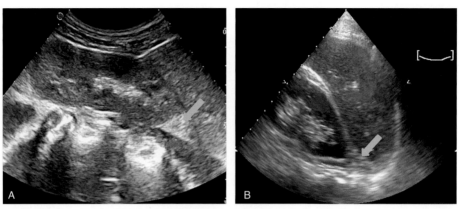

图 8-1-5　成年人右侧肾上腺（图 A，⬆）；成年人左侧肾上腺（图 B，⬆）

※ **超声价值**

◆ 定性诊断：临床病史、临床症状及实验室检查；

◆ 定位诊断：超声检查主要目的；

◆ 初诊或筛选性检查：超声检查的应用。

第二节 肾上腺功能亢进性病变 ——Cushing综合征

病 例 1

※ 病史

患者女性，41 岁，向心性肥胖，高血压 15 年。

※ 超声

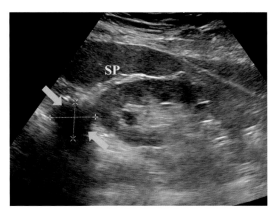

图 8-2-1 左侧肾上腺区低回声结节（ ⬆ ），大小为 2.5cm×1.7cm，边界不清楚，形态欠规则

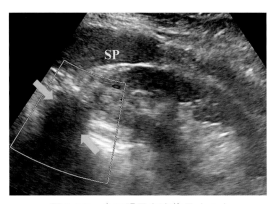

图 8-2-2 未见明显血流信号（ ⬆ ）

超声诊断 左侧肾上腺区低回声结节（图 8-2-1，图 8-2-2），腺瘤？

※ 其他影像——CT

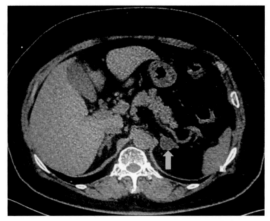

图 8-2-3　CT 显示左侧肾上腺结合部低密度影（⬆）

CT 诊断　左侧肾上腺区类圆形结节，腺瘤可能（图 8-2-3）。

※ 病理

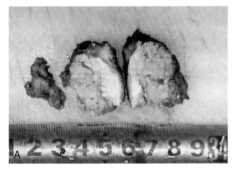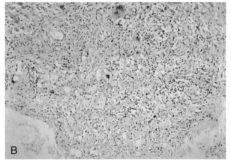

图 8-2-4　肾上腺增生病理组织图

A. 切面灰黄色，质中，与周围分界清楚；
B. 皮质区呈结节样增生，胞浆粉染或透亮，细胞核无或轻度异型性（HE，×100）

病理诊断　肾上腺增生（图 8-2-4）。

临床诊断　Cushing 综合征。

病 例 2

※ 病史

患者女性，55 岁，高血压 10 年，骨质疏松。

※ **超声**

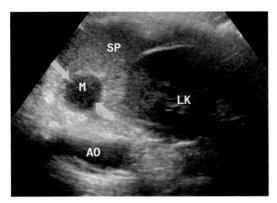

图 8-2-5　左侧肾上腺区低回声结节（ ➡ ），类圆形，大小为 2.2cm×2.0cm，边界清楚，包膜完整

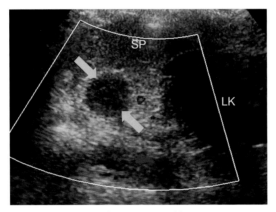

图 8-2-6　未见明显血流信号（ ➡ ）

超声诊断　左侧肾上腺区实性结节（图 8-2-5，图 8-2-6），考虑腺瘤。

※ **病理**

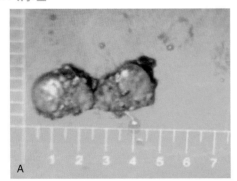
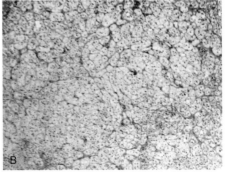

图 8-2-7　肾上腺腺瘤病理组织图

A. 切面呈金黄色，实性，质中；B. 透明细胞和致密细胞混合组成，瘤细胞排列成腺泡状（HE，×40）

病理诊断 左侧肾上腺腺瘤（图 8-2-7）。

临床诊断 Cushing 综合征，肾上腺腺瘤。

病 例 3

※ **病史**

患者女性，57 岁，向心性肥胖、高血压 10 余年。

※ **超声**

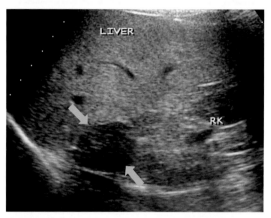

图 8-2-8　右侧肾上腺区低回声结节（➡），类圆形，大小为 3.0cm×2.8cm，边界清楚，包膜完整

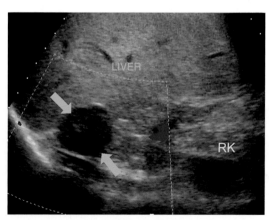

图 8-2-9　未见明显血流信号（➡）

超声诊断 右侧肾上腺区实性结节（图 8-2-8，图 8-2-9），考虑腺瘤。

病理诊断 右侧肾上腺腺瘤。

临床诊断 Cushing 综合征，肾上腺腺瘤。

※ 评述

疾病概述

◆ Cushing 综合征是指肾上腺皮质分泌糖皮质激素过多所致疾病的总称；

◆ 多见于中年女性；

◆ 临床表现：高血压、向心性肥胖、满月脸、水牛背、骨质疏松、性征异常等；

◆ 确诊需实验室检查：高皮质醇血症、尿皮质醇水平升高、地塞米松抑制试验等；

◆ 病因：①肾上腺皮质增生（70% ~ 85%），分为弥漫性增生和结节性增生，常为双侧（图 8-2-10）；②占位性病变，单侧，皮质腺瘤（10% ~ 30%）（图 8-2-11）和皮质腺癌（3% ~ 10%）（图 8-2-12）；

◆ 治疗：一般为手术治疗。

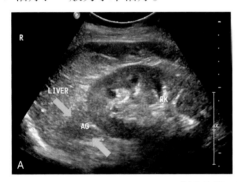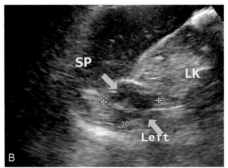

图 8-2-10　增生声像图

A. 弥漫性增生：肾上腺弥漫性增大（⬆），形态饱满；
B. 结节性增生：增大的肾上腺内可见多个低回声结节（⬆），无包膜，缺乏球体感

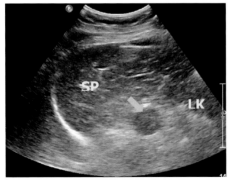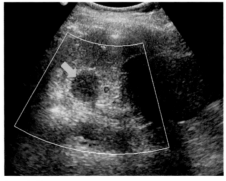

图 8-2-11　占位声像图

皮质腺瘤：圆形 / 椭圆形（⬆），低回声，球体感，边界清晰，包膜完整，内部回声均匀，直径多为 1.0cm ~ 2.0cm，多无明显血流信号，对侧肾上腺常有萎缩

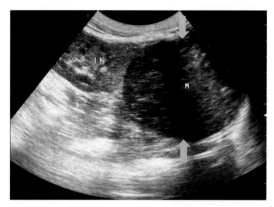

图 8-2-12　占位声像图

皮质腺癌（⬆）：体积大，多＞5.0cm，内部不均匀，常有坏死或出血区，
符合恶性肿瘤声像图表现。若年龄小，伴有性征异常者应警惕皮质腺癌

鉴别诊断

◆ 醛固酮瘤：体积较小，直径约为 1.0cm；

◆ 嗜铬细胞瘤：体积较大，直径为 3.0cm ～ 5.0cm，中等回声，常伴无回声区。

第三节 肾上腺功能亢进性病变 ——Conn综合征

病 例 1

※ **病史**

患者女性，62岁，高血压14年，双下肢无力，低血钾。

※ **超声**

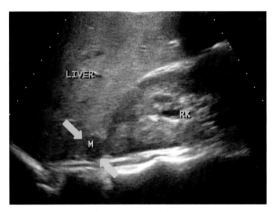

图 8-3-1 右侧肾上腺区低回声小结节（⬆），大小为 1.5cm×1.3cm，边界清楚，形态规则

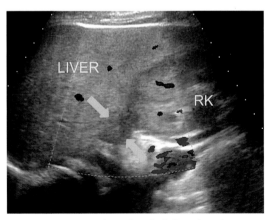

图 8-3-2 未见明显血流信号（⬆）

超声诊断 右侧肾上腺区实性结节（图8-3-1，图8-3-2），考虑腺瘤。

※ **病理**

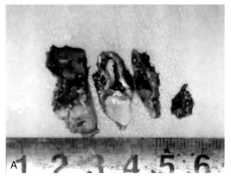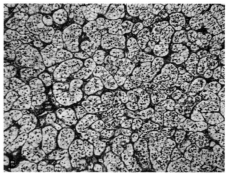

图8-3-3 肾上腺皮质腺瘤病理组织图

A.切面呈金黄色，质中，与周围界清；
B.透明细胞和致密细胞混合组成，瘤细胞排列成腺泡状（HE，×100）

病理诊断 右侧肾上腺皮质腺瘤（图8-3-3）。

临床诊断 Conn综合征、肾上腺醛固酮瘤。

病 例 2

※ **病史**

患者女性，49岁，四肢无力、高血压、低血钾、血浆醛固酮增高。

※ **超声**

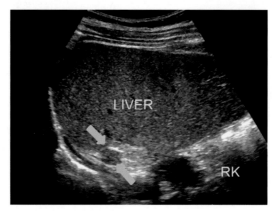

图8-3-4 右侧肾上腺区低回声小结节（➡），大小为1.2cm×1.3cm，边界清楚

超声诊断 右侧肾上腺区实性结节（图 8-3-4），考虑腺瘤。

病理诊断 右侧肾上腺皮质腺瘤。

临床诊断 Conn 综合征、肾上腺醛固酮瘤。

※ 评述

疾病概述

◆ 原发性醛固酮增多症（Conn 综合征）是指由肾上腺皮质分泌过多醛固酮所致的一组临床症候群；

◆ 发病高峰年龄 30 ~ 50 岁，女性多见；

◆ 临床表现：

（1）高血压是本病的早期症状，常规降压药疗效不佳；

（2）低血钾症状：肌无力、麻痹甚至吞咽及呼吸困难；

（3）长期低血钾导致的碱中毒症状；

◆ 确诊须实验室检查：低血钾、高尿钾、血浆醛固酮和肾素活性测定等；

◆ 病因：

（1）皮质腺瘤，即醛固酮瘤，为 Conn 综合征最常见病因，占 60% ~ 80%（图 8-3-5，图 8-3-6）；

（2）肾上腺皮质增生（特发性醛固酮增多症），占 20% ~ 30%；

（3）皮质腺癌，少见。

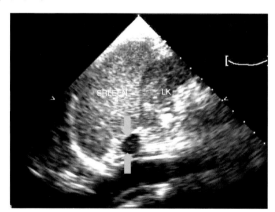

图 8-3-5　醛固酮瘤声像图（⬆）

多为单发，体积最小，直径为 1.0cm 左右，边界清楚，形态最规则，
均匀低回声，球体感明显，重复性最好

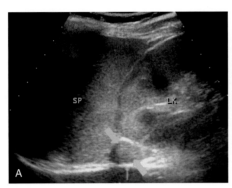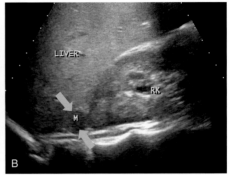

图 8-3-6　左侧肾上腺醛固酮瘤声像图（图 A，⬆）；右侧肾上腺醛固酮瘤声像图（图 B，⬆）

鉴别诊断

肾上腺醛固酮瘤因体积较小，常须与肾上腺结节性增生相鉴别：

◆ 结节性增生：无包膜、内部回声较高，双侧发病；

◆ 醛固酮瘤：包膜较明显，内部多呈低回声，单侧发病。

第四节　肾上腺功能亢进性病变
——嗜铬细胞瘤

病 例 1

※ 病史

患者女性，60 岁，高血压 10 余年，心悸、乏力 1 周。

※ 超声

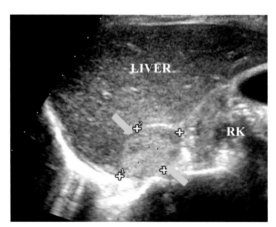

图 8-4-1　右侧肾上腺区等回声结节（⬆），大小为 3.2cm×2.2cm，包膜完整、明亮

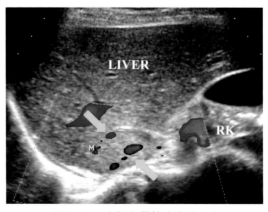

图 8-4-2　内部血供较丰富（⬆）

超声诊断 右侧肾上腺区等回声结节，考虑嗜铬细胞瘤（图 8-4-1，图 8-4-2）。

※ **其他影像——CT**

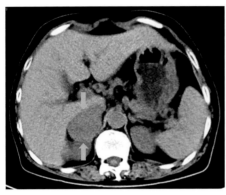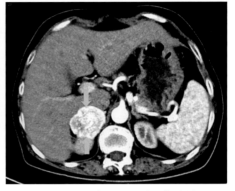

图 8-4-3 CT 显示右侧肾上腺区软组织肿块影（⬆），其内可见低密度影，动脉期病灶明显强化

CT 诊断 右侧肾上腺区软组织肿块影，考虑嗜铬细胞瘤（图 8-4-3）。

※ **病理**

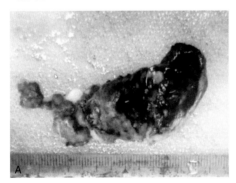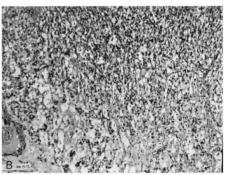

图 8-4-4 肾上腺嗜铬细胞瘤病理组织图

A.肿物切面呈灰黄、暗红色，质中，可见多个囊腔；B.瘤细胞排列呈巢状，间质富于血窦（HE，×100）

病理诊断 右侧肾上腺嗜铬细胞瘤（图 8-4-4）。

病 例 2

※ **病史**

患者女性，41 岁，阵发性高血压 5 年。

※ **超声**

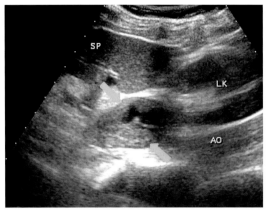

图 8-4-5　左侧肾上腺区等回声结节（⬆），椭圆形，
大小为 4.2cm×2.9cm，边界清楚，内可见不规则无回声区

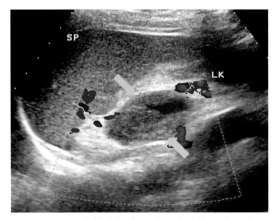

图 8-4-6　病灶内部未见明显血流信号（⬆）

超声诊断　左侧肾上腺区等回声结节（图 8-4-5，图 8-4-6），考虑嗜铬细胞瘤。

病理诊断　左侧肾上腺嗜铬细胞瘤。

病 例 3

※ **病史**

患者女性，50 岁，阵发性高血压伴心慌 2 周。

※ **超声**

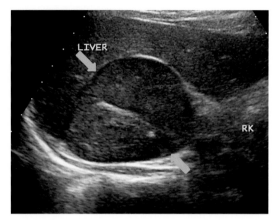

图 8-4-7　右侧肾上腺区等回声肿物（ ⬆ ），大小为 6.6cm×5.9cm，边界清楚，包膜完整、明亮

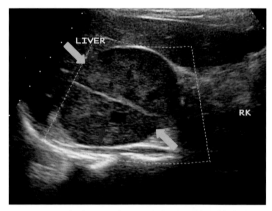

图 8-4-8　可见小片无回声区，内部血流信号较丰富（ ⬆ ）

超声诊断　右侧肾上腺区等回声肿物，考虑嗜铬细胞瘤（图 8-4-7，图 8-4-8 ）。

病理诊断　右侧肾上腺嗜铬细胞瘤。

※ **评述**

疾病概述

◆ 嗜铬细胞瘤是源于交感神经嗜铬细胞的一种神经内分泌肿瘤，主要分泌儿茶酚胺，
导致继发性高血压（图 8-4-9，图 8-4-10）；

◆ 峰值年龄为 20～50 岁，男女无差异，绝大多数发生于肾上腺髓质（约占 90%）；

◆ 典型临床表现：阵发性高血压，伴有头痛、心悸、多汗等；

◆ 10% 为异位肾上腺嗜铬细胞瘤，10% 为双侧肾上腺嗜铬细胞瘤，10% 为恶性肾上
腺嗜铬细胞瘤。

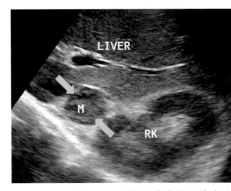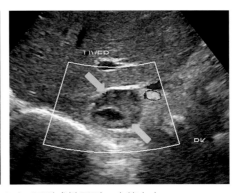

图 8-4-9　肾上腺嗜铬细胞瘤（ ↑ ）：圆形或椭圆形，中等大小，
等回声，常伴囊性变，包膜完整、明亮，多为单发

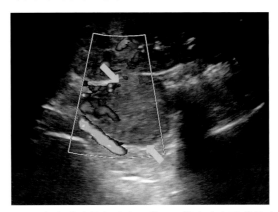

图 8-4-10　肾上腺嗜铬细胞瘤：常可见较丰富血流信号（ ↑ ）

◆ 嗜铬细胞瘤少数源于肾上腺外的嗜铬组织（10%）；
◆ 对于可疑异位的嗜铬细胞瘤，应注意检查腹主动脉旁、髂血管旁、肾门、膀胱内
　及膀胱周围（图 8-4-11 ~ 图 8-4-13）；
◆ 声像图表现：同肾上腺内嗜铬细胞瘤。

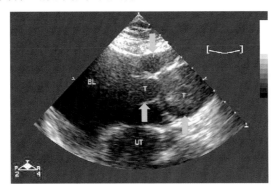

图 8-4-11　膀胱区多发嗜铬细胞瘤（ ↑ ）

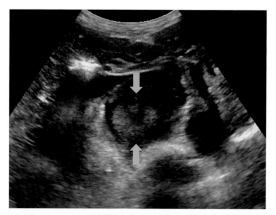

图 8-4-12　下腔静脉左后方嗜铬细胞瘤（⬆）

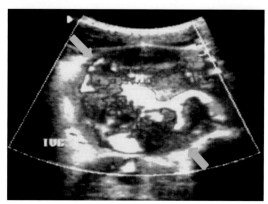

图 8-4-13　嗜铬细胞瘤血流信号较丰富（⬆）

恶性嗜铬细胞瘤

◆ 恶性嗜铬细胞瘤较常发生在多发内分泌腺瘤病Ⅱ，Ⅲ型。双侧，多发，肾上腺外多见（图 8-4-14）；

◆ 内分泌腺瘤病Ⅱ型（嗜铬细胞瘤、甲状腺髓样癌和甲状旁腺增生）；Ⅲ型（嗜铬细胞瘤、甲状腺髓样癌和黏膜神经瘤）（注：黏膜神经瘤是由高度分化的神经节细胞和无髓鞘的神经纤维构成，主要分布在口唇和睑板黏膜等处，也见于自口腔至直肠的任何部位）；

◆ 超声对恶性嗜铬细胞瘤的诊断缺乏声像图特征，肿瘤大小及内部回声在良恶性之间有较大重叠；

◆ 超声检查时注意观察包膜完整性及周围脏器有无广泛浸润、有无远处脏器转移，如淋巴结、肝等部位；

◆ 病理上单从形态不能区别良恶性，至于包膜浸润及侵入血管不是恶性的可靠指标；

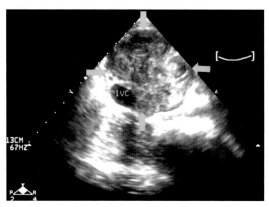

◆ 只有广泛浸润邻近器官及组织以及在正常没有嗜铬组织的器官和组织内发生转移瘤才能诊断为恶性嗜铬细胞瘤。

图 8-4-14　恶性嗜铬细胞瘤（ ⬆ ）

第五节　肾上腺非功能性病变
——非功能性腺瘤

※ **病史**

患者男性，64 岁，体检发现肾上腺占位 10 余天。

※ **超声**

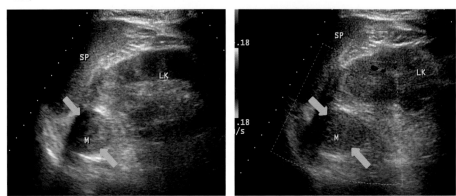

图 8-5-1　左侧肾上腺区低回声结节（⬆），大小为 3.5cm×3.2cm，
类圆形，边界清楚，包膜完整，无明显血流信号

超声诊断　左侧肾上腺区实性结节，考虑腺瘤（图 8-5-1）。

病理诊断　肾上腺腺瘤。

临床诊断　左侧肾上腺非功能性腺瘤。

※ **评述**

疾病概述

◆ 非功能性腺瘤为肾上腺最常见的良性肿瘤，发生率随年龄增加，60 岁以上者可达
5%，多为单侧发病；

◆ 病理：包膜完整，质软，肿瘤较大时可有出血坏死，镜下可见纤维血管基质之间
索状排列的透明细胞；

◆ 实验室检查无异常。

声像图特征

◆ 圆形或椭圆形，体积较大，大小为 2.0 ~ 4.0cm，均匀低回声，球体感，边界清晰，包膜完整（图 8-5-2）；

◆ 多无明显血流信号。

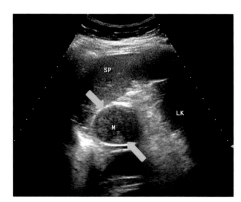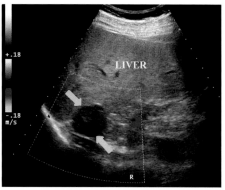

图 8-5-2 肾上腺区低回声结节（⬆），圆形，均匀低回声，
边界清晰，包膜完整，未见明显血流信号

鉴别诊断

◆ 功能性腺瘤：体积较小，大小为 1.0 ~ 2.0cm；

◆ 嗜铬细胞瘤：中等大小，大小为 3.0 ~ 5.0cm，中等水平回声，常伴无回声区；

◆ 实验室检查很重要。

第六节　肾上腺非功能性病变——髓样脂肪瘤

病 例 1

※ 病史

患者男性，54 岁，体检发现肾上腺占位 2 个月余。

※ 超声

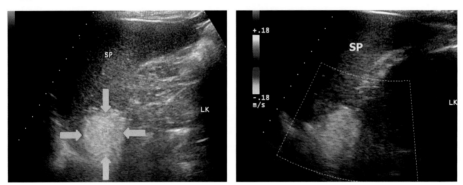

图 8-6-1　左侧肾上腺区高回声团块（↑），大小为 4.0cm×2.7cm，
内部密集高回声，边界尚清楚，未见明显血流信号

超声诊断　左侧肾上腺区高回声团块（图 8-6-1），考虑髓样脂肪瘤。

※ 其他影像——CT

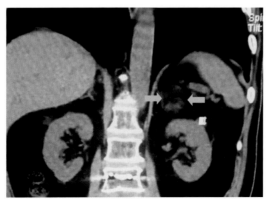

图 8-6-2　CT 显示左侧肾上腺结合部类圆形低密度影（↑），CT 值为 -42 ~ 24HU

CT诊断 左侧肾上腺髓质瘤（图8-6-2）。

※ 病理

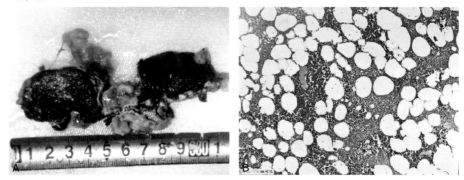

图 8-6-3　肾上腺髓样脂肪瘤病理组织图

A.肿物中，中央可见暗红色区域；B.成熟脂肪组织及造血组织成分混合构成（HE，×100）

病理诊断 左侧肾上腺髓样脂肪瘤（图8-6-3）。

病 例 2

※ 病史

患者男性，60岁，体检发现肾上腺占位。

※ 超声

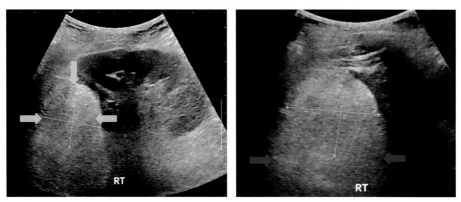

图 8-6-4　右侧肾上腺区高回声团（ ⬆ ），大小为 5.0cm×4.8cm，
内部密集高回声，前缘轮廓尚清，后方"声速伪像"（ ⬆ ）

超声诊断 右侧肾上腺区高回声团块（图8-6-4），考虑髓样脂肪瘤。

CT 诊断　右侧肾上腺髓样脂肪瘤。

※ 评述

疾病概述

◆ 髓样脂肪瘤为少见的肾上腺良性肿瘤，以不同比例的成熟脂肪组织及造血组织构成；

◆ 几乎均发生于肾上腺髓质；

◆ 多为单侧发病（约 90%），常见于 40 ~ 70 岁，大小相差悬殊，直径为 1 ~ 15cm；

◆ 多数无症状，为非功能性，少数可出现内分泌异常（≤ 10%），包括 Cushing 综合征、性征异常或 Conn 综合征。

声像图特征

◆ 圆形或椭圆形，高回声团块，体积较大，内部密集高回声，无明显血流信号（图 8-6-5）；

◆ 边界清楚（图 8-6-6）；

◆ 质软、随呼吸可改变形态，后伴声速伪像（图 8-6-7）；

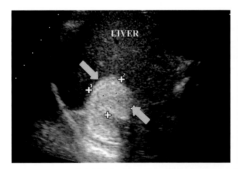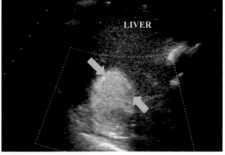

图 8-6-5　右侧肾上腺区高回声团（⬆），类圆形，内部密集高回声，无明显血流信号

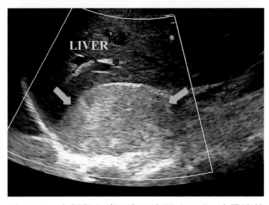

图 8-6-6　右侧肾上腺区高回声团（⬆），边界清楚

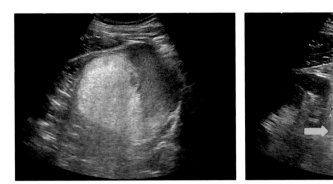

图 8-6-7　质软、随呼吸可改变形态，后伴声速伪像（ ↟ ）

第七节　肾上腺非功能性病变——转移瘤

病 例 1

※ 病史

患者男性，75 岁，双下肢水肿 7 个月余，加重 1 个月。

※ 超声

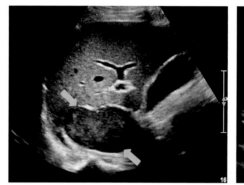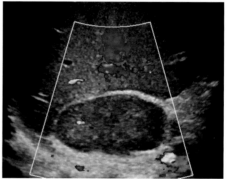

图 8-7-1　右侧肾上腺区低回声肿物（⬆），大小为 9.2cm×4.7cm，
边界清楚，形态规则，包膜明亮，肿物内部血供较丰富

超声诊断　右侧肾上腺区实性肿物（图 8-7-1），恶性不除外。

※ 其他影像——CT

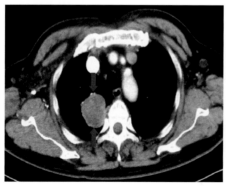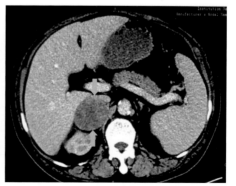

图 8-7-2　CT 显示右肺尖可见软组织肿块影（⬆），
右侧肾上腺区软组织肿块影（⬆），动脉期病灶低强化

CT 诊断　右肺上叶软组织肿块，考虑周围型肺癌；右侧肾上腺肿块，考虑转移（图 8-7-2）。

肺穿刺病理诊断　符合低分化癌，倾向肉瘤样癌。

临床诊断　右肺肉瘤样癌、右侧肾上腺转移瘤。

<h2 style="text-align:center">病 例 2</h2>

※ 病史

患者男性，56 岁，右肺腺癌术后 1 年余，常规复查。

※ 超声

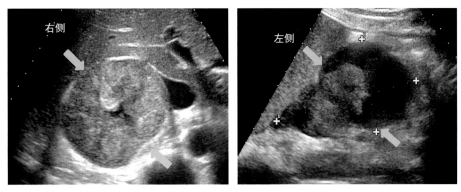

图 8-7-3　双侧肾上腺区不规则等回声肿物（ ⬆ ），右侧大小为 9.6cm×5.6cm，左侧大小为 12.2cm×7.9cm，边界清楚，包膜明亮，内部不均匀，可见坏死液化

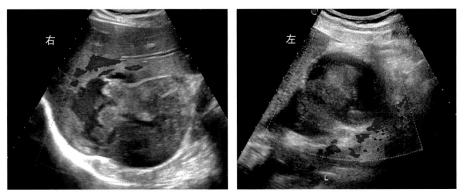

图 8-7-4　内部均未见血流信号

超声诊断　双侧肾上腺区实性肿物伴坏死液化（图 8-7-3、图 8-7-4），考虑 MT。

临床诊断　右肺腺癌术后、双侧肾上腺转移瘤。

<h1 style="text-align:center">病 例 3</h1>

※ 病史

患者女性，67 岁，胰腺囊腺癌术后 2 年。

※ 超声

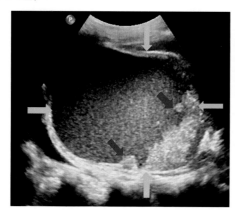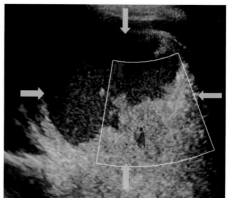

图 8-7-5　右侧肾上腺区囊实性占位（⬆），大小为 13.0cm×9.6cm，囊性部分透声差，实性部分不规则（⬆），实性部分可见少量血流信号

超声诊断　右侧肾上腺区囊实性占位（图 8-7-5），考虑 MT。

临床诊断　胰腺囊腺癌术后，右侧肾上腺转移瘤。

※ 评述

疾病概述

◆ 肾上腺转移瘤较常见，是第四位最常见发生转移性肿瘤的部位（前三位为肺、肝、骨）；

◆ 原发癌以肺癌、乳腺癌和肾癌最常见，双侧约占 30%；

◆ 本身无临床症状，多为原发癌治疗前检查或治疗后复查时发现；

◆ 诊断须密切结合临床病史。

声像图特征

◆ 圆形、椭圆形或不规则肿块，包膜明亮（图 8-7-6）；

◆ 病灶内部回声不均，坏死液化（图 8-7-7）；

◆ 双侧受累常见（约占30%），若有原发病史，易于诊断（图8-7-8）。

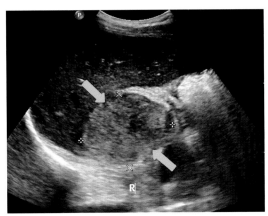

图 8-7-6　肺癌患者：右侧肾上腺区高回声团（ ⬆ ），类圆形，包膜明亮

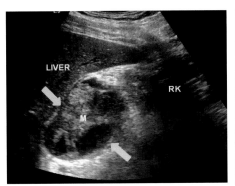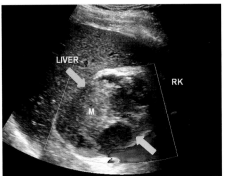

图 8-7-7　肺癌患者：右侧肾上腺区病灶，内部回声不均匀（ ⬆ ），可见坏死液化

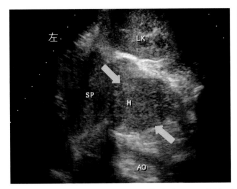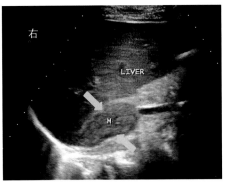

图 8-7-8　肺癌患者：双侧肾上腺实性占位（ ⬆ ），包膜明亮

第八节　肾上腺非功能性病变——囊肿

病 例 1

※ 病史

患者男性，55 岁，常规体检。

※ 超声

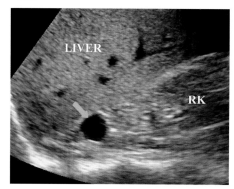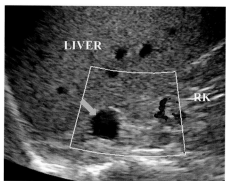

图 8-8-1　右侧肾上腺区无回声小结节（⬆），类圆形，大小为 1.0cm×0.8cm，边界清楚

超声诊断　右侧肾上腺区囊肿（图 8-8-1）。

※ 其他影像——CT

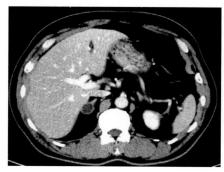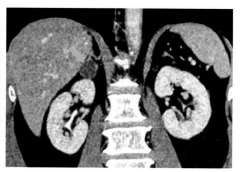

图 8-8-2　CT 显示右侧肾上腺区类圆形低密度影（⬆），未见明显增强

CT 诊断　右侧肾上腺囊肿（图 8-8-2）。

病 例 2

※ 病史

患者女性，86 岁，常规体检。

※ 超声

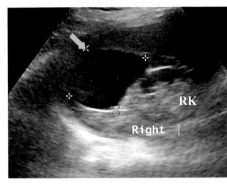 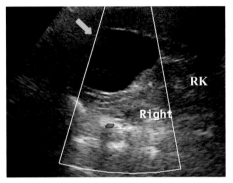

图 8-8-3　右侧肾上腺区无回声结节（⬆），大小为 6.5cm×5.4cm，与肝及右肾分界清楚

超声诊断　右侧肾上腺区囊肿（图 8-8-3）。

CT 诊断　右侧肾上腺囊肿。

※ 评述

疾病概述

◆ 肾上腺囊肿少见，大小不一，双侧约占 10%；

◆ 分为四类：①淋巴管内皮性（最常见）；②血肿液化形成的假性囊肿（较常见）；③上皮性（少见）；④寄生虫性（少见）；

◆ 一般无症状，较大时可产生压迫症状；

◆ 可有囊内出血及囊壁钙化。

诊断体会

◆ 对肾上腺囊肿诊断的关键是定位，对于小的囊肿，根据其部位，诊断不难；

◆ 当囊肿较大时，须与胰尾囊肿、肾囊肿、脾囊肿相鉴别。多断面检查，可以发现这些囊肿与来源脏器有着附着关系，如果能排除其他脏器囊肿，应考虑为肾上腺囊肿。

第九节　肾上腺非功能性病变——神经鞘瘤

病 例 1

※ 病史

患者男性，63 岁，体检发现肾上腺占位 1 个月。

※ 超声

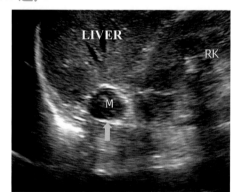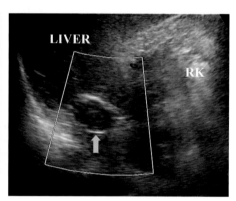

图 8-9-1　右侧肾上腺区低回声结节（⬆），大小为 2.1cm×1.8cm，边界清楚，包膜明亮，无血流信号

超声诊断　右侧肾上腺区实性结节（图 8-9-1），考虑腺瘤。

※ 其他影像——CT

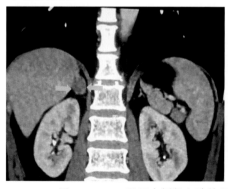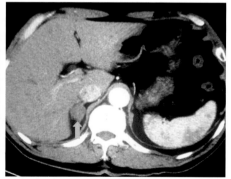

图 8-9-2　CT 显示右侧肾上腺软组织结节（⬆），动脉期不均匀强化

CT 诊断　右侧肾上腺神经鞘瘤（图 8-9-2）。

※ 病理

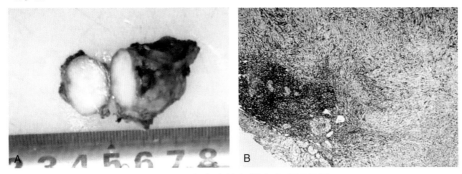

图 8-9-3　肾上腺神经鞘瘤病理组织图

A. 肿物切面呈灰白色，实性，质脆；B. 可见梭形细胞交织状排列，部分区域细胞丰富，
部分区域细胞稀疏，间质可见慢性炎症细胞浸润（HE，×40）

病理诊断　右侧肾上腺神经鞘瘤（图 8-9-3）。

病 例 2

※ 病史

患者男性，50 岁，常规体检。

※ 超声

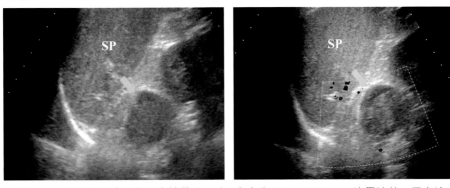

图 8-9-4　左侧肾上腺区低回声结节（ ⬆ ），大小为 3.9cm×3.7cm，边界清楚，无血流

超声诊断　左侧肾上腺区低回声结节（图 8-9-4），腺瘤可能性大。

病理诊断　左侧肾上腺神经鞘瘤。

※ 评述

疾病概述

◆ 肾上腺神经鞘瘤罕见，多为无功能性，可发生于任何年龄，女性多见，常单发；

◆ 大小不等，较小时无临床症状，较大时可出现压迫症状；

◆ 影像学无特异性，重在定位。

声像图特征

◆ 类圆形，边界清楚，包膜完整、明亮，较小时与腺瘤无法鉴别，较大时可有坏死液化。

第十节 肾上腺皮质功能低下性病变
——结核、出血

病 例 1

※ 病史

患者男性，54 岁，间断性发热，高达 38℃，伴干咳，查体：全身皮肤色素沉着（图 8-10-1）。

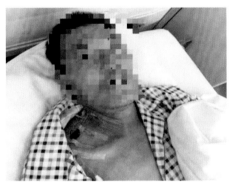
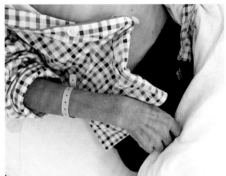

图 8-10-1 全身皮肤色素沉着

※ 超声

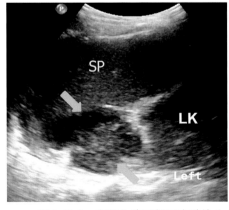
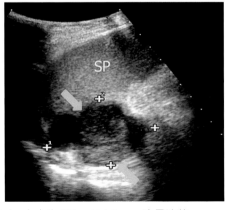

图 8-10-2 左肾上腺区低回声肿块（ ⬆ ），大小为 5.7cm×4.5cm，边界清楚，
形态不规则，内回声欠均，似可见多发低回声结节，部分液化

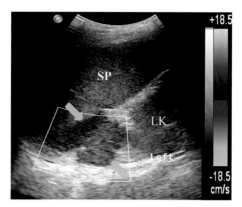

图 8-10-3　肿块内部未见血流信号（↑）

超声诊断　左肾上腺区实性肿块（图 8-10-2，图 8-10-3）。

※ 其他影像——CT

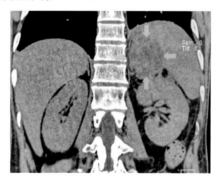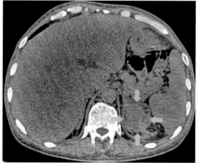

图 8-10-4　CT 显示左侧肾上腺区囊实性肿块影（↑），边缘毛糙，可见多发索条影

CT诊断　左侧肾上腺区囊实性占位（图 8-10-4），边缘毛糙，炎性？建议CT增强扫描。

※ 病理

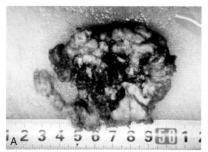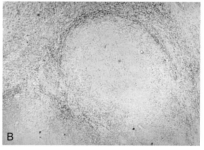

图 8-10-5　肾上腺结核病理组织图

A. 不整形组织，切面呈灰白、灰红色，质中，可见少许肾上腺组织；
B. 慢性肉芽肿样病变，伴大片坏死（HE，×40）

病理诊断 慢性肉芽肿样病变，伴大片坏死，倾向结核（图 8-10-5）。

临床诊断 Addison 病，肾上腺结核。

※ 评述

疾病概述

◆ 肾上腺皮质功能低下性病变依据病因分为原发性和继发性：

（1）原发性肾上腺皮质功能低下系肾上腺本身病变所引起，又称 Addison 病；

（2）继发性肾上腺皮质功能低下是由于垂体促肾上腺皮质激素（ACTH）分泌不足而非肾上腺本身病变；

◆ 确诊须实验室检查：血浆总皮质醇和 24 小时尿游离皮质醇明显降低、血浆 ACTH 水平增高等；

◆ Addison 病常见病因：

（1）慢性：特发性肾上腺萎缩和肾上腺结核；

（2）急性：肾上腺出血（图 8-10-6，图 8-10-7）；

◆ 临床表现：皮肤黏膜色素沉着、疲乏无力、食欲不振、体重减轻、低血压，甚至出现肾上腺皮质危象；

◆ 特发性肾上腺萎缩占 Addison 病的 60% ~ 80%，为自身免疫性疾病，主要病理改变为皮质纤维化，超声不能作出诊断；

◆ 肾上腺结核占 Addison 病的 10% ~ 30%，常合并肺结核；

◆ 病理显示双侧肾上腺的皮髓质几乎全部破坏，可见干酪样坏死和结核性肉芽肿，最终发生钙化；

◆ 肾上腺结核超声诊断要点：

（1）多发干酪化样低回声结节；

（2）不同程度钙化灶。

附：肾上腺出血声像图

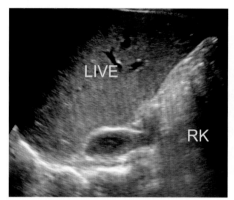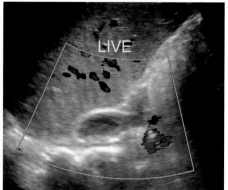

图 8-10-6　肾上腺部位无回声区（⬆），类似囊肿，但不如囊肿边界清楚，
内部透声差，当有凝血块时，内部出现低回声团，无血流信号

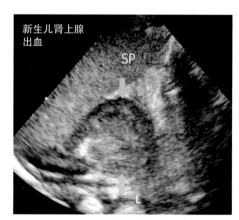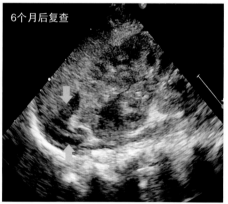

图 8-10-7　复查可显示动态变化，病灶逐渐缩小（⬆），易于诊断

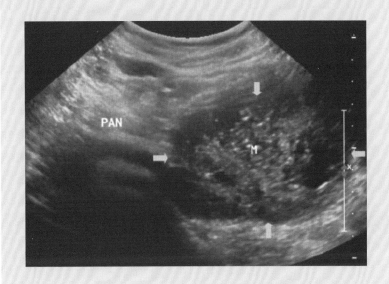

【第九章】

腹膜后

第一节　腹膜后孤立性纤维瘤

※ 病史

患者男性，50岁，"发作性胸憋"入院，查体：中上腹触及一较大肿物，轻压痛。

※ 超声

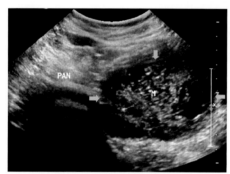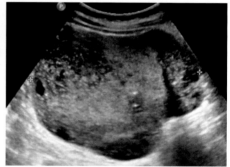

图 9-1-1　胰尾部实性为主囊实性占位（⬆），边界清楚，形态规则，大小为 12.0cm×10.7cm×9.3cm

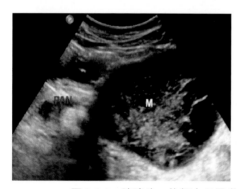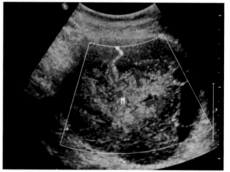

图 9-1-2　胰腺头、体部未见异常，肿物内实性部分少量血流信号

超声诊断　胰尾部囊实性占位（图 9-1-1，图 9-1-2），考虑囊腺瘤。

※ 其他影像——CT

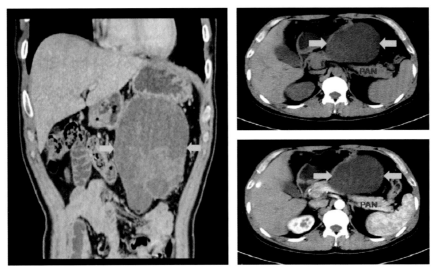

图 9-1-3　CT 显示腹腔内胃小弯侧囊实性占位（⬆），
边界清楚，密度欠均匀，胰腺受压，与胃壁关系密切

CT 诊断　腹腔内胃小弯侧囊实性占位，胃间质瘤可能性大（图 9-1-3）。

※ 病理

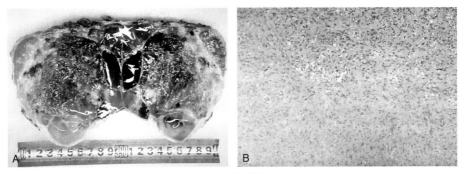

图 9-1-4　腹膜后孤立性纤维性肿瘤病理组织图

A. 结节样肿物一个，表面包膜完整，切面呈囊实性，实性区切面呈灰白、灰黄色，部分呈胶冻样，
质软，囊内含淡黄色清亮液，个别囊腔内含血性液；
B. 肿瘤细胞呈单一类型束状排列，细胞无明显异型性（HE，×100）

病理诊断　腹膜后孤立性纤维性肿瘤（图 9-1-4）。

※ 评述

疾病概述

◆ 腹膜后肿瘤种类繁多，来源复杂，分为原发性、继发性，常来源于间叶组织、神经组织、胚胎残留组织等，以间叶性肿瘤最常见，多为恶性；

◆ 腹膜后孤立性纤维瘤属原发性腹膜后肿瘤，多为良性。

◆ 来源于腹膜后间叶组织（肌纤维母细胞），少见；10% ~ 15% 呈侵袭性，可复发或转移；

◆ 早期无临床症状，发现时瘤体已较大，病灶中心易坏死、囊变；

◆ 超声多表现为腹膜后实性肿物，体积大，常坏死液化。

误诊分析

◆ 本例肿物体积大，囊实性，位于胰尾区，胰尾部未显示；

◆ 肿物与胰尾部无移行部分，应考虑为腹膜后胰腺外占位。

第二节 腹膜后肿瘤——脂肪肉瘤

病 例 1

※ 病史

患者男性，57 岁，腹部巨大包块 1 个月。

※ 超声

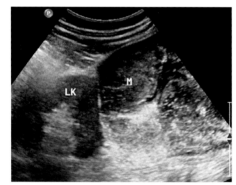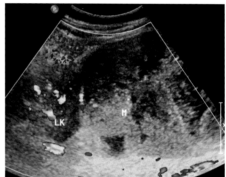

图 9-2-1 左肾下方实性低回声肿物，边界清楚，回声不均匀，未见明显血流信号，与左肾分界较清楚

超声诊断 左肾下方实性低回声肿物伴坏死（图 9-2-1），考虑腹膜后来源。

CT 及病理

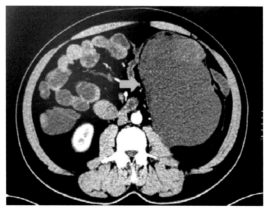

图 9-2-2 CT 显示肾周筋膜内可见不规则囊性为主的病灶（ ⬆ ），内可见分隔，病灶边界清楚，
邻近肾组织受压，增强扫描囊性成分未见强化，前壁可见结节样强化

CT 诊断　肾周筋膜内囊性为主病灶（图 9-2-2），考虑来源于肾脏的恶性占位。

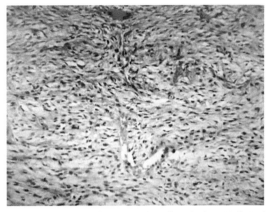

图 9-2-3　圆形、卵圆形至短梭形的原始间叶细胞、大小不等的印戒样脂肪母细胞、
分支状的毛细血管网和富含酸性黏多糖的黏液样基质组成（HE，×200）

病理诊断　黏液性脂肪肉瘤（图 9-2-3）。

病 例 2

※ 病史

患者男性，43 岁，体检发现腹部占位。

※ 超声

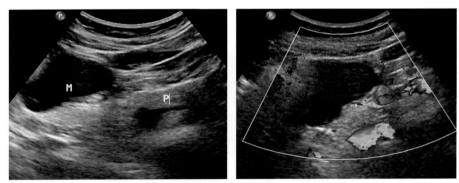

图 9-2-4　腹膜后胰腺前上方低回声实性肿物，边界清楚，回声均匀，未见明显血流信号

超声诊断　腹膜后胰腺前上方实性肿物（图 9-2-4）。

※CT 及病理

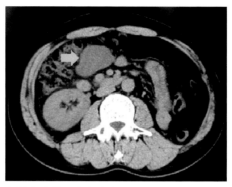

图 9-2-5　CT 显示右侧腹腔约平右肾中极层面可见不规则形囊性低密度影（⬆），
边缘清楚、光滑，与周围脂肪间隙及肠管分界清楚，内部密度均匀，CT 值约为 15HU

CT 诊断　右侧腹腔内（右肾中部层面）不规则囊性占位（图 9-2-5），囊肿？包裹性积液？

病理诊断　黏液性脂肪肉瘤。

病　例 3

※ 病史

患者男性，44 岁，腰背部不适半年。

※ 超声

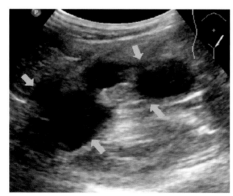 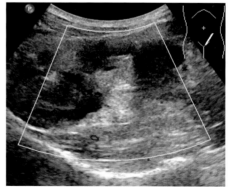

图 9-2-6　左侧髂窝腰大肌前方不均质实性肿物（⬆），边界不清楚，未见明显血流信号

超声诊断　左侧髂窝腰大肌前方不均质实性肿物（图 9-2-6）。

※CT 及病理

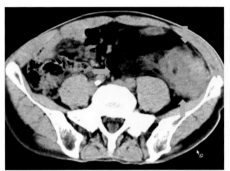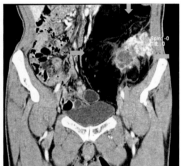

图 9-2-7　CT 显示左侧腹部不规则脂肪成分为主占位性病变（⬆），
左侧髂窝水平为类圆形软组织团块影，增强扫描显示不均匀强化

CT 诊断　左侧腹膜后脂肪肉瘤（图 9-2-7）。

病理诊断　混合性脂肪肉瘤（高分化型 + 多形性型）。

病 例 4

※ 病史

患者女性，78 岁，右侧腹部、盆腔及右股骨中段肿物 2 年余。

※ 超声

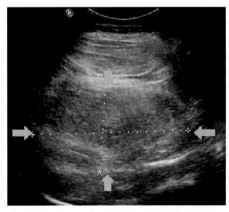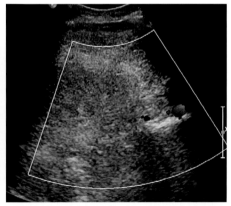

图 9-2-8　右下腹部实性低回声肿物（⬆），边界不清楚，回声欠均匀，未见明显血流信号

超声诊断　右下腹部实性低回声肿物（图 9-2-8），考虑腹膜后来源。

※MRI 及病理

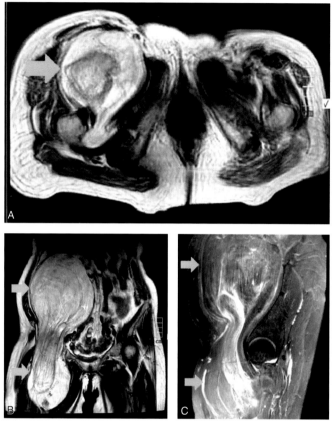

图 9-2-9　MRI 显示腹腔偏右侧及右大腿上段巨大肿块影（ ⬆ ），
边界清楚，其内信号欠均匀，高 T_1（图 A）、高 T_2（图 B）为主，
脂肪抑制序列（图 C）病灶以低信号为主

MRI 诊断　右侧腹腔、腹股沟及大腿上段异常信号影（图 9-2-9），考虑巨大脂肪瘤。

病理诊断　高分化性脂肪肉瘤。

病 例 5

※ 病史

患者男性，45 岁，腹胀、食欲下降 1 个月余。

※ 超声

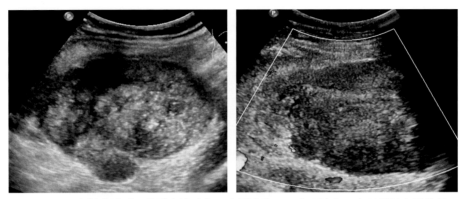

图 9-2-10　左侧腹膜后不均质实性肿物，边界清楚，回声不均匀，未见明显血流信号

超声诊断　左侧腹膜后实性肿物（图 9-2-10）。

※CT 及病理

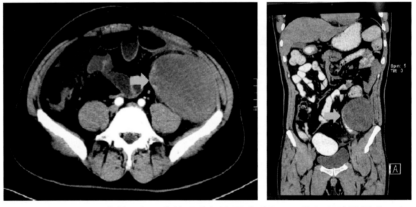

图 9-2-11　CT 显示降结肠与乙状结肠移行处肠壁后方可见软组织肿块影（🡅），
增强扫描呈不均匀强化，肿块偏心性腔内外生长

CT诊断　降结肠与乙状结肠移行处肠壁后方软组织肿块（图9-2-11），考虑恶性病变，外生性间质瘤？

病理诊断　去分化性脂肪肉瘤。

※ 评述

疾病概述

◆ 原发性腹膜后肿瘤是指发生在腹膜后间隙的肿瘤，并不包括原在腹膜后间隙的各器官的肿瘤；

◆ 腹膜后肿瘤占全身所有肿瘤的 0.2%，主要来自腹膜后腔的脂肪、疏松结缔组织、筋膜、肌肉、血管、神经、淋巴组织以及胚胎残留组织；

◆ 约 80% 的腹膜后肿瘤是恶性的；

◆ 目前按肿瘤的组织来源可将腹膜后原发肿瘤分为：①间叶组织起源的肿瘤（脂肪肉瘤、平滑肌肉瘤、纤维肉瘤等）；②神经组织起源的肿瘤（神经鞘瘤、恶性神经鞘瘤、神经节瘤等）；③生殖细胞起源的肿瘤（囊性畸胎瘤、恶性畸胎瘤）；④淋巴造血组织起源的肿瘤（腹膜后淋巴管瘤、恶性淋巴瘤等）；

◆ 腹膜后肿瘤超声表现的一般规律：①位置固定，不随呼吸、体位改变，手推不能明显改变其位置；②位置深，肿瘤前缘距腹壁远，前方常有胃肠道气体存在；③较大肿瘤可造成大血管受压、移位、距离增宽；可有肝肾、脾肾分离现象；④俯卧位探测显示清晰，膝胸位探测时肿瘤前缘距腹壁距离增大；

◆ 腹膜后脂肪肉瘤是间叶组织起源的肿瘤，为最常见的腹膜后肿瘤，多发生于中老年男性，约 1/3 来自肾周脂肪组织；病理学上分为分化性、黏液性、多形性、圆形细胞性和去分化脂肪肉瘤 5 个亚型。

超声特点

◆ 肿块大，形态不规则或呈分叶状，大多有包膜，边界清楚；

◆ 多为弱回声或中等强度回声，当有出血或囊性变时出现低回声或无回声区；

◆ 肿瘤内部无或点状血流信号；

◆ 术后易复发。

超声价值

◆ 定位诊断：较小的腹膜后肿瘤定位较易，肿瘤较大时定位常困难；

◆ 定性诊断：对于良恶性肿瘤的鉴别诊断具有一定的临床价值；

◆ 腹膜后肿瘤组织来源多样，病理成分复杂，声像图缺乏特异性，难以准确判断肿瘤的组织来源。

第三节 腹膜后肿瘤
——平滑肌肉瘤、神经源性肿瘤

病 例 1

※ 病史

患者女性，38岁，右腹部憋胀疼痛不适3个月，加重1周，2016年前行左乳癌根治术。

※ 超声

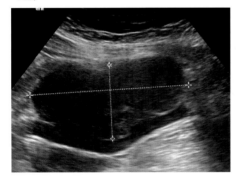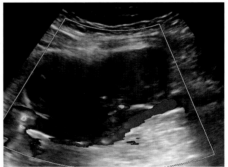

图 9-3-1　腹膜后下腔静脉前方实性低回声肿物，边界清楚，回声均匀，
可见星点状血流信号，局部下腔静脉血流变细

超声诊断　腹膜后实性占位（图 9-3-1），下腔静脉受累？

※ 其他影像——CT

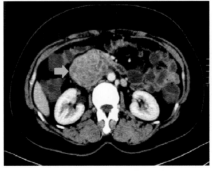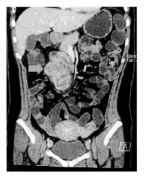

图 9-3-2　CT 显示腹主动脉右侧可见类圆形软组织密度影（ ⬆ ），病变形态光整，其内密度不均，
增强扫描呈不均匀强化。邻近下腔静脉可见受侵，与病变分界不清

CT诊断　腹主动脉右侧软组织肿块（图9-3-2），邻近下腔静脉受侵，考虑恶性，转移瘤？

※ 病理

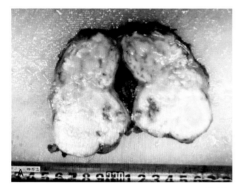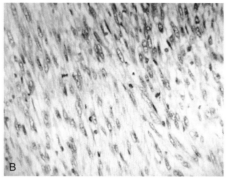

图9-3-3　平滑肌肉瘤病理组织图

A. 肿物体积约为 9cm×6.5cm×5cm，部分表面粗糙，似有包膜，呈多结节状，切面呈灰白、灰黄色，分叶状，部分区域似为出血，肿物表面可见一管状物；

B. 瘤细胞呈梭形，细胞浆红染，核呈卵圆形或长梭形，可见核分裂象（HE，×400）

病理诊断　平滑肌肉瘤（图9-3-3）。

病 例 2

※ 病史

患者女性，54岁，体检发现上腹部占位1周。

※ 超声

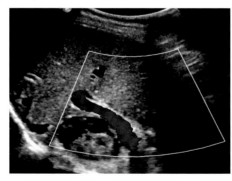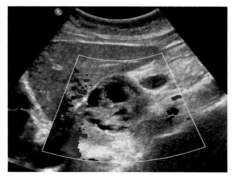

图9-3-4　下腔静脉前方、肝后方实性肿物，边界清楚，内部多发液性无回声区，内部无明显血流信号

超声诊断 下腔静脉前方、肝后方实性肿物伴坏死液化（图9-3-4），考虑腹膜后来源。

※ 病理

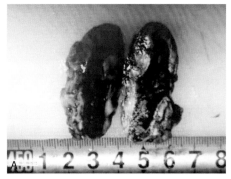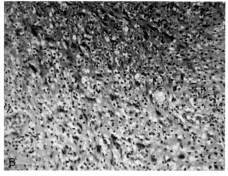

图 9-3-5　神经鞘瘤病理组织图

A. 肿物大小约为 4.5cm×3cm×1.5cm，表面光滑，切面呈囊性，内壁粗糙，呈暗褐色，壁厚 0.2～0.8cm；
B. 由梭形或卵圆形细胞构成，细胞边界不清楚，排列成栅栏状、丛状、编织状、漩涡状，有的可见
Verocay 小体（HE，×200）

病理诊断 结合免疫组化结果，符合陈旧性神经鞘瘤（图 9-3-5），肿瘤囊性变。

病 例 3

※ 病史

患者女性，14 岁，左侧腹疼痛不适 1 个月。

※ 超声

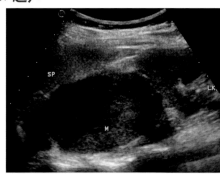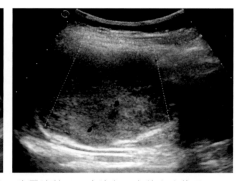

图 9-3-6　脾肾间、脊柱左侧实性肿物，边界清楚，回声均匀，点状血流信号

超声诊断 腹膜后实性占位（图 9-3-6）。

※ 病理

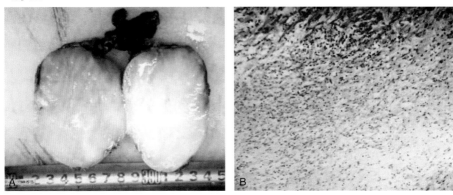

图 9-3-7　神经纤维瘤病理组织图

A. 结节样肿物一个，表面包膜完整，切面呈灰黄色，略透明状；
B. 肿瘤细胞为梭形，细胞浆界限不明显，无细胞核的多形性或核分裂，有漩涡状排列（HE，×100）

病理诊断　结合免疫组化标记结果，符合神经纤维瘤（图 9-3-7）。

病　例 4

※ 病史

患者男性，42 岁，体检发现盆腔肿物 4 天。

※ 超声

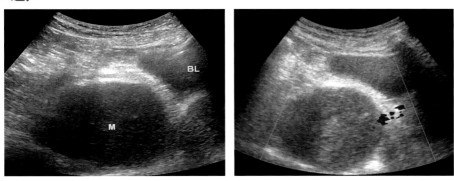

图 9-3-8　盆腔内膀胱左后方实性肿物，边界清楚，形态规则，未见明显血流信号

超声诊断　盆腔内实性占位（图 9-3-8）。

※ 病理

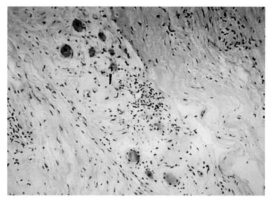

图 9-3-9　由不规则纵横交错的施万细胞束和节细胞组成，节细胞呈小巢状分布（HE，×200）

病理诊断　节细胞神经瘤（图 9-3-9），大部分区域黏液水肿变性。

病 例 5

※ 病史

患者女性，57 岁，体检发现肝周占位 1 周，血压正常。

※ 超声

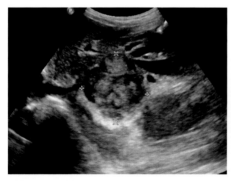
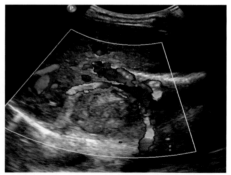

图 9-3-10　肝后方、下腔静脉后方实性肿物，边界清楚，回声不均匀，无明显血流信号

超声诊断　肝后方、下腔静脉后方实性占位（图 9-3-10）。

※ 其他影像——CT

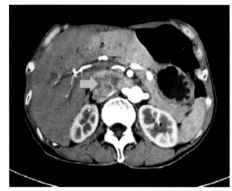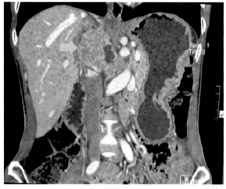

图 9-3-11　CT 显示约第二肝门稍下水平，脊柱右前方、下腔静脉左后、
左肾静脉后方可见一软组织肿块（⬆），密度不均匀，增强扫描病灶不均匀强化，
病灶与周边结构分界尚清，下腔静脉、左肾静脉受压推移

CT 诊断　腹膜后占位（图 9-3-11），恶性可能。

※ 病理

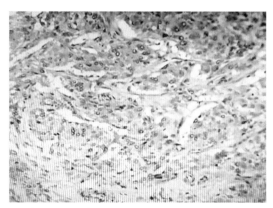

图 9-3-12　由小的、多角形或短梭形细胞组成，具有嗜中性或嗜酸性细胞浆，
瘤细胞排列成实性团索状，间质富含血窦（HE，×200）

病理诊断　结合免疫组化标记结果，符合肾上腺外嗜铬细胞瘤（副神经节瘤）（图9-3-12）。

※ 评述

疾病概述

◆ 平滑肌肉瘤发生于腹膜后含平滑肌组织的血管、精索、中肾管、残余苗勒管等；

◆ 神经鞘瘤起源于神经组织的施万细胞，多数发生在四肢、头颈部，后腹膜者少见，多为良性；

◆ 神经纤维瘤富含纤维组织，无包膜，常有假包膜；

◆ 副神经节瘤起源于神经嵴，发生于肾上腺髓质者称为嗜铬细胞瘤，发生于肾上腺外者称为副神经节瘤，多数无功能；

◆ 节细胞神经瘤是起源于周围交感神经节的罕见良性肿瘤，好发于腹膜后及纵隔。

超声价值

◆ 符合腹膜后实性肿瘤声像图表现，与腹膜后器官分界清楚；

◆ 多数为恶性，超声检查应注意邻近脏器、血管有无受侵、远处有无转移；

◆ 影像学不能区分病理类型。

第四节 腹膜后肿瘤
——囊肿、脓肿、结核、淋巴瘤

病 例 1

※ 病史

患者女性，57岁，下腹部不适2个月余，不伴发热。

※ 超声

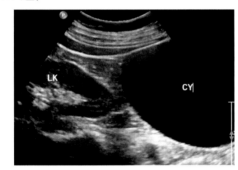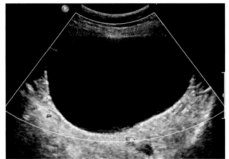

图 9-4-1 腹膜后左肾下极下方囊性肿物，边界清楚，壁薄、光整，内透声好，后方回声增强

超声诊断 腹膜后左肾下极下方囊肿（图 9-4-1）。

※ 其他影像——CT

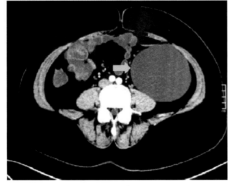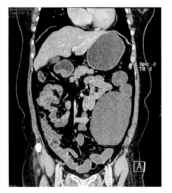

图 9-4-2 CT 显示左肾下极水平至盆腔入口水平可见一巨大囊性病灶，边界清，增强扫描未见强化，与左肾下极分界尚清晰，推移周围肠管和左侧腰大肌

CT 诊断　左肾下极水平至盆腔入口水平巨大囊性病灶（图 9-4-2），考虑腹膜后良性囊性占位，淋巴管源性？

※ **病理**

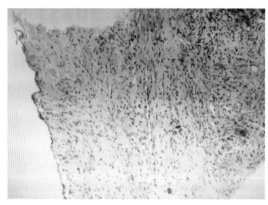

图 9-4-3　囊壁大部分内衬浆液性上皮，少部分衬覆黏液性柱状上皮（HE，×100）

病理诊断　腹膜后巨大囊肿（图 9-4-3），可能来源于残存的苗勒管上皮。

病 例 2

※ **病史**

患者男性，61 岁，间断性腰背部疼痛半年余，加重 20 天，伴发热。

※ **超声**

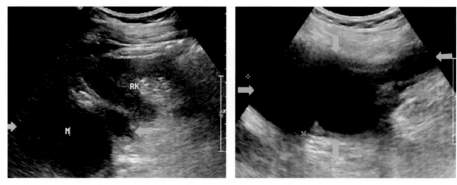

图 9-4-4　腹膜后右肾后上方囊性肿物（➡），边界欠清楚，
形态不规则，壁厚薄不均，内透声欠佳，后方回声增强

超声诊断　腹膜后右肾后上方厚壁囊性肿物（图 9-4-4）。

※CT 及临床

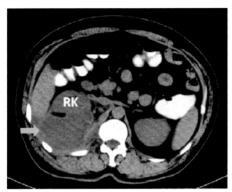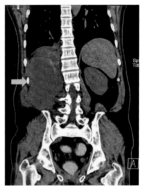

图 9-4-5　CT 显示右侧肾后间隙内不规则肿物（ ⬆ ），其内密度不均，
病灶周边似可见结节样略高密度影，病灶与右肾、膈肌及右侧腰大肌分界不清楚，右肾受压前移

CT 诊断　右肾后方厚壁液性包块（图 9-4-5），考虑脓肿。

术中诊断　右腹膜后脓肿。

※ 病理

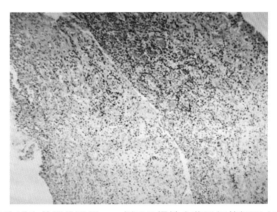

图 9-4-6　少许增生的纤维组织，一侧可见慢性肉芽组织伴坏死（HE，×100）

病理诊断　送检组织含少许纤维组织、慢性炎性肉芽组织伴坏死，符合脓肿（图 9-4-6）。

<h1 style="text-align:center">病　例 3</h1>

※ 病史

患者女性，21 岁，发现右腹部肿块 15 天，伴隐痛。

※ 超声

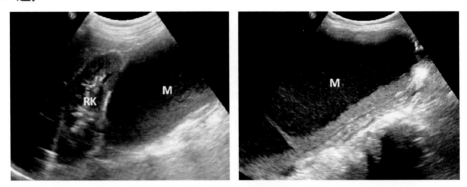

图 9-4-7　右侧腹膜后脊柱旁囊性肿物，边界清楚，病灶内后方低回声沉积物

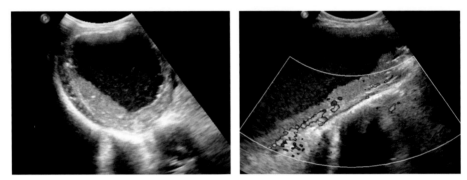

图 9-4-8　横断面扫查显示部分壁厚、不光整，后方有低回声沉积物，囊壁血流信号丰富

超声诊断　右侧腹膜后脊柱旁囊性肿物（图 9-4-7，图 9-4-8），冷脓肿？

※ 其他影像——CT

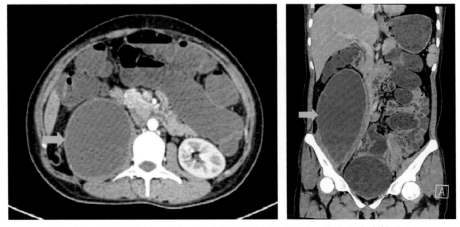

图 9-4-9　CT 显示右侧腰大肌巨大囊性肿块影（⬆），肿块内密度较均匀

CT 诊断 右侧腰大肌及髂腰肌脓肿形成（图 9-4-9），考虑脊柱结核伴冷脓肿形成。

MRI 诊断 胸第十一、十二椎体异常信号影伴椎旁及右侧腰大肌巨大脓肿，考虑感染性病灶（结核可能性大）。

手术 规律抗结核治疗 2 周后，行胸第十一、十二椎体结核伴脓肿形成前路脓肿清除、病灶清除术。

※ 病理

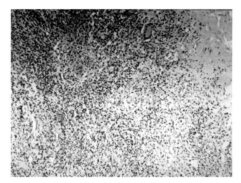

图 9-4-10 慢性肉芽肿性炎症，伴坏死（HE，×100）

病理诊断 慢性肉芽肿性炎症，伴坏死，考虑结核病（图 9-4-10）。

<h2 style="text-align:center">病 例 4</h2>

※ 病史

患者女性，27 岁，间断发热 9 个月余，最高体温 39℃。

※ 超声

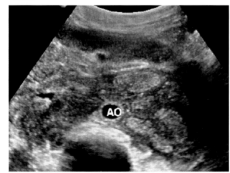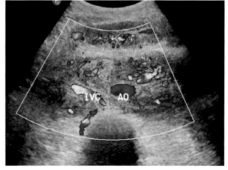

图 9-4-11 腹腔大血管周围多发实性肿物（上达胰腺水平，下至髂血管水平），
包绕腹腔大血管，相互融合，边界不清，血流信号丰富

超声诊断 腹腔大血管周围多发实性肿物（图 9-4-11），考虑恶性。

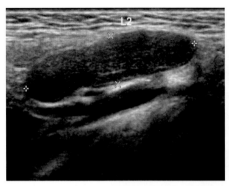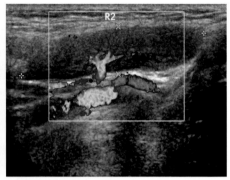

图 9-4-12 双侧颈部、腋窝、腹股沟多发淋巴结肿大，回声减低、皮质增厚

超声诊断 双侧颈部、腋窝、腹股沟多发淋巴结肿大（图 9-4-12），淋巴瘤？

※CT 及病理

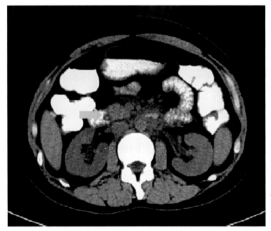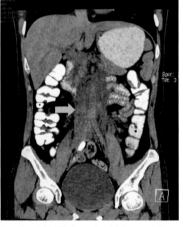

9-4-13 CT 显示腹主动脉周围、胰腺下方可见多个软组织肿块影（⬆），并相互融合，其内密度较均匀，包绕腹主动脉及其分支，双侧髂血管走行区可见多个大小不等结节

CT 诊断 腹主动脉周围、胰腺下方相互融合软组织肿块影（图 9-4-13），病变包绕腹主动脉及其分支，淋巴瘤可能。

病理诊断 左侧颈部淋巴结活检：符合滤泡性淋巴瘤。

※ 评述

疾病概述

◆ 腹膜后液性病变有生殖泌尿道囊肿、淋巴囊肿、外伤性血肿、寄生虫性囊肿等，超声诊断腹膜后囊肿较容易，但不易鉴别其来源；

◆ 腹膜后囊肿符合腹膜后占位超声表现一般规律，与周围脏器分界清楚，囊性病变，活动度小；

◆ 腹膜后脓肿临床症状一般比较明显，常有手术史或下腹部及髂窝疼痛史，声像图特征：常在肾周、髂窝，壁厚，内部多为细小点状回声；

◆ 腹膜后结核性冷脓肿多见于儿童和青少年，脊柱结核椎体破坏后，干酪样坏死物等形成椎旁脓肿，或进入肾后间隙形成寒性脓肿，声像图特征：腹膜后椎旁或肾后间隙不同回声的囊性包块，长条形、范围广，囊壁厚、不规则，内部多有有形成分；

◆ 淋巴瘤是起源于淋巴网状组织的恶性肿瘤，有多中心起源的倾向，腹膜后淋巴瘤可以是全身淋巴瘤的一部分，也可为局部发生，声像图特征：大血管周围及脊柱旁淋巴结肿大，低、无回声，多发，串珠样，边界清楚，血流较丰富。

第五节　IgG4相关性腹膜后纤维化

※ 病史

患者男性，57岁，双下肢憋胀2个月，加重伴水肿7天，查体：阴囊肿大，双下肢可凹性水肿。

※ 超声

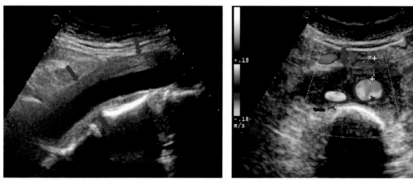

图 9-5-1　腹膜后腹主动脉周围软组织环绕（⬆），腹主动脉内膜光滑，外膜不清楚，下腔静脉受压

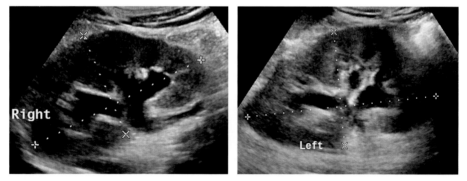

图 9-5-2　双肾轻度积水

超声诊断　腹腔大血管周围不规则实性低回声（图9-5-1），双肾轻度积水（图9-5-2），结合临床考虑腹膜后纤维化（RPF）可能。

※ 其他影像——X 线

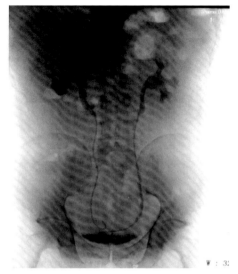

图 9-5-3　X 线显示"双 J"管置入后：输尿管近段和中段输尿管向中线移位，双肾积水

X 线诊断　双输尿管狭窄（"双 J"管置入后，图 9-5-3）；近段和中段输尿管向中线移位；双肾积水。

※ 其他影像——CT

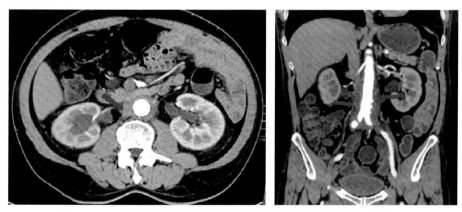

图 9-5-4　CT 显示腹膜后腹主动脉周围不规则软组织密度影包绕（⬆）

CT 诊断　腹膜后腹主动脉周围不规则软组织密度影包绕；双肾轻度积水（图 9-5-4）。

※ 实验室检查（表 9-5-1）

表 9-5-1　实验室检查项目

检查项目	检查结果	正常参考值
红细胞沉降率（ESR）	60mm/h	2~20mm/h
C-反应蛋白(CRP)	31.02mg/L	<8mg/L
尿红细胞	24.0/μL	0~10
尿镜检红细胞	5~10/HP	<3/HP（0~偶见）
免疫球蛋白G亚型IgG4	4.98g/L	<2.01g/L

※ 穿刺及病理

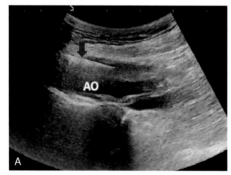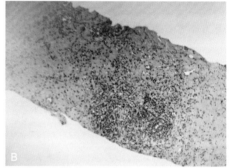

图 9-5-5　超声引导下穿刺声像图及镜下病理组织图

A.超声引导穿刺，穿刺针（↑），AO：腹主动脉；
B.增生的纤维及脂肪组织，伴小血管增生、较多浆细胞、淋巴细胞等慢性炎症细胞浸润（HE，×100）

病理诊断　结合免疫组化：IgG4 阳性细胞数 > 50 个 /HPF，IgG（+），IgG4/IgG >40%，不能除外 IgG4 相关性硬化性疾病（图 9-5-5）。

※ 评述

疾病概述

◆ RPF 是指腹主动脉和（或）髂动脉周围广泛纤维组织增生，压迫输尿管和下腔静脉，引起相应临床表现；

◆ 多见于 50~60 岁中老年，男多于女，男女比 2~3 : 1；

◆ 分为特发性 RPF 和继发性 RPF，特发性 RPF 占 70%；

◆ 特发性 RPF 原因不明，部分与 IgG4 相关，继发性 RPF 与肿瘤、药物、手术、放疗等有关；

◆ IgG4 相关性腹膜后纤维化（IgG4-RPF）以腹膜后纤维组织形成伴 IgG4+ 浆细胞浸润为主要特点，是 RPF 的一种亚型，特发性 RPF 的一部分，归属于 IgG4 相关性疾病（IgG4-RD）；

◆ 对可疑 IgG4-RPF 的患者，需完善 ESR、CRP、血清 IgG 及 IgG 亚类、超声、CT 或 MRI 等检查，如有必要可行腹膜后组织活检；

◆ 治疗原则：激素 + 免疫抑制剂 + 对症治疗。

临床表现

◆ IgG4-RPF 通常起病隐匿，早期不易发现；

◆ 病变累及范围不同，临床表现也不同；

◆ 肿块压迫周围组织可致腰背部、侧腹部或下腹部持续性钝痛，与活动无关；

◆ 肿块压迫输尿管可致肾盂积水，肾区疼痛及肋脊角叩击痛，有时可出现血尿；

◆ 肿块压迫生殖腺管可致阴囊水肿和静脉曲张；

◆ 肿块压迫腹膜后淋巴管或下腔静脉可致下肢水肿和（或）深静脉血栓。

实验室检查

◆ 血常规、尿常规、生化指标、红细胞沉降率（ESR）、C 反应蛋白（CRP）、血清免疫球蛋白 (Ig) 和 IgG 亚类、总 IgE、抗核抗体谱和肿瘤标志物；

◆ ESR 和 CRP 是判断病情活动和疗效评估的重要指标；

◆ IgG、IgG4 阳性可提示 IgG4-RD。

诊断标准

◆ IgG4 相关性疾病（IgG4-RD）诊断标准：

（1）一个或多个脏器肿大或肿块形成；

（2）血清 IgG4 升高；

（3）组织病理：大量淋巴细胞和浆细胞浸润，伴纤维化，IgG4+ 浆细胞 > 10 个 / HPF 和（或）IgG4/IgG > 40%，席纹状纤维化，闭塞性静脉炎；除外其他自身免疫病和恶性肿瘤；

确诊条件：（1）+（2）+（3）；可能诊断：（1）+（3）；可疑诊断：（1）+（2）。

◆ IgG4-RPF 诊断标准：确诊 IgG4-RD 或可能 IgG4-RD 并且符合 RPF 诊断标准，即诊断为 IgG4 相关性 RPF，并除外肿瘤、感染、放疗、手术及药物因素。

◆ RPF 影像学诊断标准：影像检查显示腹膜后、主动脉和（或）髂血管周围软组织密度影，并除外肿瘤、感染、放疗、手术及药物因素。

影像学价值

◆ 超声、CT 或 MRI 均可显示腹膜后大血管周围软组织实性肿块，可伴输尿管与肾盂扩张、积水；

◆ 超声为首选筛查手段；

◆ CT 和 MRI 为有效检查方法。

鉴别诊断

◆ IgG4-RPF：常距肾门较远，软组织包绕大血管，血管不移位，可累及输尿管并内移；

◆ 淋巴瘤或淋巴结转移瘤：肿块常呈结节样，对主动脉、下腔静脉和输尿管主要是推移；

◆ 腹膜后恶性肿瘤：位置常不固定，体积较大，可侵犯周围组织。

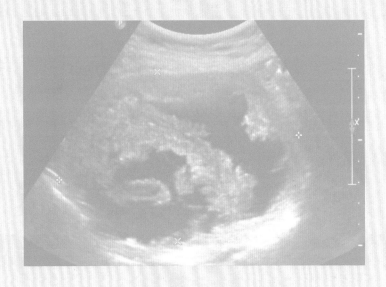

【第十章】

胃肠

第一节　胃肠间质瘤

※ 病史

患者女性，53 岁，间断腹部钝痛 1 年，查体：右上腹部触及 10cm 大小肿块，活动度差，无压痛。

※ 超声

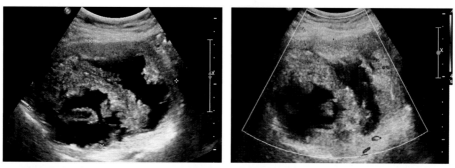

图 10-1-1　右上腹一囊实性占位，大小为 12.5cm×8cm，边界清楚，形态不规则，内部星点状血流信号

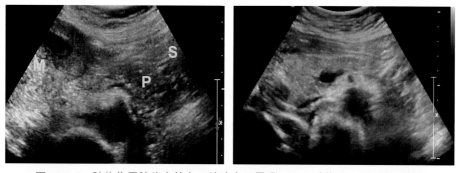

图 10-1-2　肿物位于胰头右前方，胰腺未见异常，M：肿物；S：胃；P：胰腺

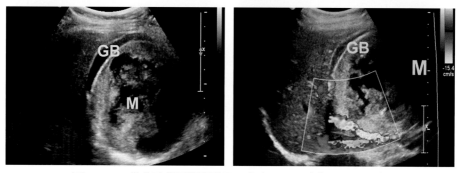

图 10-1-3　肿物致邻近胆囊受压、变小，M：肿物；GB：胆囊

超声诊断　胰头右前方腹腔内囊实性占位（图10-1-1～图10-1-3）。

※ **其他影像——CT**

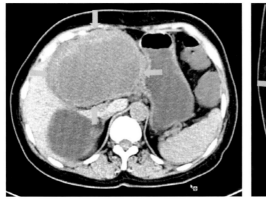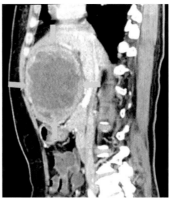

图 10-1-4　CT 显示胃、肝、胰间隙内一巨大密度不均匀软组织肿块（ ⬆ ），
其内可见液化坏死低密度区及分隔样结构，边缘可见实性成分及包膜

CT 诊断　胃、肝、胰间隙内巨大占位，追踪其血管来源为胃左动脉分支供血，胃外生性间质瘤可能性大（图10-1-4）。

术中诊断　肿物来源于胃前壁小弯侧，考虑胃间质瘤。

※ **病理**

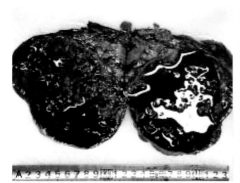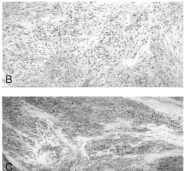

图 10-1-5　胃肠间质瘤病理组织图

A. 肿物包膜完整，大部分区域出血坏死囊变；
B. 梭形细胞为主肿瘤，瘤细胞呈短梭形或梭形，呈交织的短条束状或旋涡状排列；
C. 免疫组化染色，CD117（＋）

病理诊断　胃肠道间质肿瘤，属高危险度（图10-1-5）。

※ 评述

疾病概述

◆ 胃肠间质瘤发生于胃肠道黏膜下，是最常见胃肠道间叶性肿瘤；

◆ 起源于未定向分化的间质细胞，具有多向分化的特征，可以向平滑肌、神经分化或不定向分化，免疫组化表达 CD117（+），生物学特征难以预测；

◆ 良性到恶性之间无明显分界，是一种渐进过程，主要根据肿瘤大小、核分裂数评估其危险度，分为极低度、低度、中度、高度；

◆ 可发生血行和种植转移，常转移部位为肝、腹膜等，淋巴转移少见；

◆ 好发于中老年，可发生于消化道任何部位，胃最常见；

◆ 单发或多发，大小不等，膨胀性，可向腔内外生长，边界清楚，类圆形或分叶状，瘤体较大时多发生坏死囊变；

◆ 大体病理分型：

（1）黏膜下型：肿瘤向腔内生长；

（2）肌壁间型：肿瘤同时向腔内外生长；

（3）浆膜下型：肿瘤向腔外生长；

（4）胃肠道外型：源于胃肠道以外的腹腔其他部位（如肠系膜、网膜等）。

◆ 临床表现：瘤体 < 2cm 者常无症状；随着肿瘤长大，出现腹部不适、腹部肿块、呕血、便血等症状；

◆ 治疗：手术 + 靶向治疗。

超声表现

◆ 腹腔内、胃肠壁内局限性较大肿块，与实质性脏器有明确分界，一般 < 5cm，边界清楚，类圆形，内部均匀低回声；

◆ 多可见条状或较丰富血流信号；

◆ 恶性特征：直径 > 5cm；多为分叶状或不规则状；与周围结构分界欠清楚；内回声增强、不均匀，实质内较大不规则液化区；有时可见邻近结构受侵或肝转移。

鉴别诊断

◆ 胃肠道其他间质性肿瘤（如平滑肌瘤、神经鞘瘤等）：极少见，影像检查无法区别，须病理免疫组化确诊；

◆ 胃肠道淋巴瘤：广泛性或节段性管壁增厚，壁较软，蠕动尚好，低回声，管腔狭窄不明显，常伴其他部位淋巴结肿大；

◆ 胃肠道癌：局限性或弥漫性管壁增厚、僵硬、管腔狭窄；肿块型主要向腔内生长，低回声、不规则，邻近管壁增厚、僵硬，局部淋巴结转移。

超声价值

◆ 超声检查可根据肿瘤形态、大小、位置、内部回声等特征提示；

◆ 位于胃肠壁内的小间质瘤，均匀、低回声、规则，可向腔内外生长，超声可提示，充盈法有利于显示；

◆ 腹腔内大肿瘤伴坏死液化，与实质脏器分界明确者可提示；

◆ 确诊须病理免疫组化。

另附病例 1

※ 病史

患者女性，60岁，上腹不适、有烧灼感半年，查体：左上腹触及15cm×15cm包块，活动度差，无压痛。

※ 超声

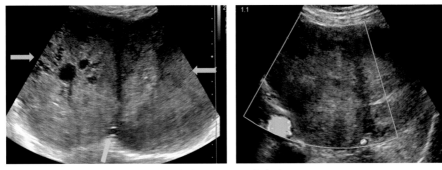

图 10-1-6　上腹部实性肿物（⬆），大小为 20cm×17cm×12cm，
边界清楚，内部不均匀，多发片状液性区，少量血流信号

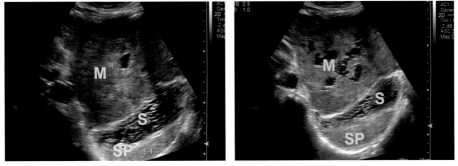

图 10-1-7　肿物位于脾脏右前方，M：肿物；SP：脾；S：胃

超声诊断　腹腔内巨大实性占位伴出血、坏死（图 10-1-6，图 10-1-7），性质待定，间质瘤？

※ **病理**

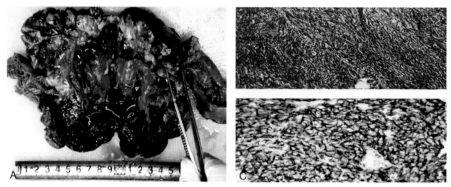

图 10-1-8　胃肠间质瘤病理组织图

A. 囊实性肿物；
B. 梭形细胞为主肿瘤，瘤细胞呈短梭形或梭形，呈交织的短条束状或漩涡状排列（HE，×40）；
C. 免疫组化染色，CD117（＋）

病理诊断　胃肠道间质肿瘤，属于高危险度（图 10-1-8）。

另附病例 2

※ **病史**

患者女性，59 岁，左下腹憋胀不适半年余，查体：左下腹触及大小为 10cm×5cm 的包块，无压痛。

※ **超声**

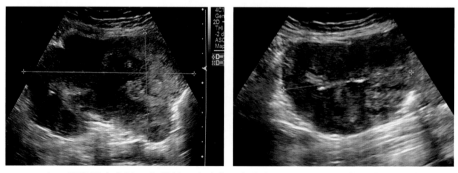

图 10-1-9　左下腹腔巨大实性不均质低回声肿物，大小为 14cm×8cm，边界清楚，内部坏死液化

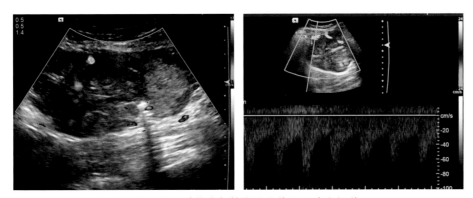

图 10-1-10　肿物内部较多血流信号，动脉频谱

超声诊断　左下腹巨大实性占位（图 10-1-9，图 10-1-10），性质待定，间质瘤？

病理诊断　胃肠道间质肿瘤，属于高危险度。

第二节　胃癌

病 例 1

※ **病史**

患者男性，58 岁，上腹部不适 1 年，腹痛、恶心伴乏力消瘦 2 个月。

※ **超声**

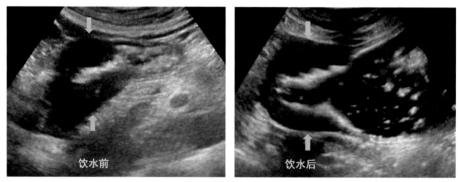

图 10-2-1　胃窦部胃壁不均匀增厚（ ⬆ ），较厚处为 1.7cm，回声减低

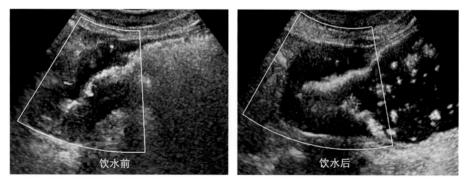

图 10-2-2　增厚的胃壁血供略丰富

　　超声诊断　胃窦部胃壁不均匀增厚（图 10-2-1，图 10-2-2），恶性可能性大，建议进一步检查。

※ 胃镜及病理

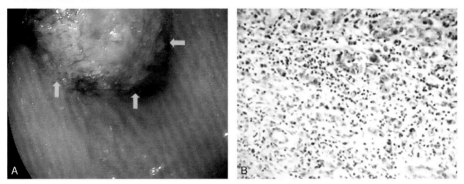

图 10-2-3　胃镜及低分化腺癌病理组织图

A.胃镜：胃窦 11 点处巨大不整形溃疡，覆脏苔，周边黏膜充血水肿（ ⬆ ）；
B.异型性细胞浸润，部分呈印戒样，部分呈腺管样排列（HE，×100）

胃镜诊断　胃癌（Borrmman Ⅳ型）。

病理诊断　低分化腺癌（图 10-2-3）。

病 例 2

※ 病史

患者男性，70 岁，上腹痛伴消瘦半年。

※ 超声

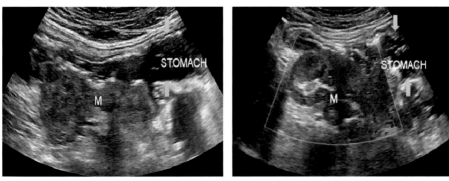

图 10-2-4　左上腹实性低回声肿物，大小为 8.5cm×4.0cm，边界不清楚，
形态不规则，回声不均匀，少量血流信号，与胃壁关系密切，肿物旁部分胃腔显示（ ⬆ ）

超声诊断　左上腹实性低回声肿物（图 10-2-4），胃恶性病变？建议进一步检查。

※ **胃镜及病理**

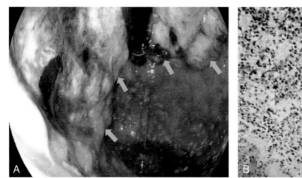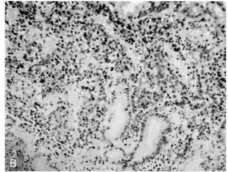

图 10-2-5 胃镜及腺癌病理组织图

A.胃镜：贲门、胃底、胃体变形短缩，大部分区域被不整形溃疡占据，覆厚脏苔（⬆），
周边黏膜环堤样隆起；B.异型细胞团片状排列（HE，×100）

胃镜诊断 胃癌（Borrmman Ⅲ型）。

病理诊断 少许腺癌组织（图 10-2-5）。

<h2 style="text-align:center">病 例 3</h2>

※ **病史**

患者男性，73 岁，腹胀、食欲减退伴乏力消瘦 3 个月。

※ **超声**

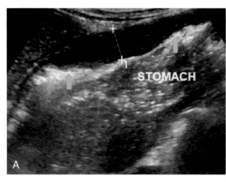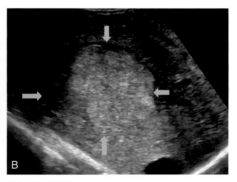

图 10-2-6 胃癌病理组织图

A.胃壁弥漫性不均匀增厚，回声减低，较厚处为 1.6cm（⬆）；
B.肝多发实性占位，较大者为 8.6cm×7.0cm（⬆），边界清楚，形态规则

　　超声诊断　胃壁弥漫性增厚（图 10-2-6A），考虑恶性，建议进一步检查；肝多发实性占位（图 10-2-6B），考虑 MT。

※ 胃镜及病理

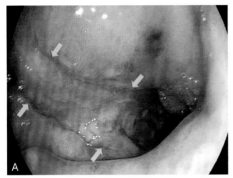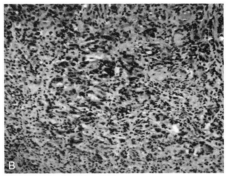

图 10-2-7　胃镜及腺癌病理组织图

A.胃镜：胃体腔变形、狭小短缩，胃壁僵硬，被巨大不整形溃疡占据，
底不平，覆脏苔（ ⬆ ），周边黏膜结节样隆起；
B.异型性细胞呈腺管样排列，腺管形态不规则（HE，×100）

　　胃镜诊断　胃癌（Borrmman Ⅲ型）。

　　病理诊断　少许腺癌组织（图 10-2-7）。

※ 评述

疾病概述

◆ 胃癌来源于胃黏膜上皮细胞，占胃恶性肿瘤的95%；

◆ 发病部位：常见于胃窦及贲门区；

◆ 临床表现：早期无症状，逐渐出现腹痛、恶心呕吐、消化道出血、乏力、消瘦等；

◆ 分期：

（1）早期：局限于黏膜层和黏膜下层，不论是否有淋巴结转移均为早期胃癌，
　　　<1cm 者称微小胃癌；

（2）进展期（中晚期）：浸润超过黏膜下层达肌层或浆膜层，达肌层为中期，超过
　　　肌层为晚期；

◆ 进展期胃癌大体分型：肿块型、溃疡型、壁增厚型；

◆ 进展期胃癌病理分型：

（1）Borrmann Ⅰ型（肿块型）：肿块向腔内生长，局限而不规则；

（2）Borrmann Ⅱ型（局限溃疡型）：溃疡周围癌组织局限，与正常胃壁界限清楚；

（3）Borrmann Ⅲ型（浸润溃疡型）：溃疡周围癌组织向周围浸润性生长，界限不清，范围扩大；

（4）Borrmann Ⅳ型（弥漫浸润型）：癌组织在胃壁广泛浸润，大部分或全部胃壁增厚。

◆ 组织学分类：腺癌、黏液腺癌、印戒细胞癌、低分化癌、未分化癌等。

诊断要点

◆ 胃壁局限性或弥漫性隆起、增厚（＞ 1.5cm）；

◆ 低回声，边界不清楚，形态不规则；

◆ 胃壁层次结构紊乱、中断（充盈胃腔利于观察）；

◆ 胃腔狭窄，胃蠕动减弱或消失、胃潴留；

◆ 增厚的胃壁内血供较丰富。

鉴别诊断

◆ 胃息肉：有蒂，中等回声，大小为 1 ~ 2cm，表面光滑，如增大、回声不均匀时应警惕恶变；

◆ 胃间质瘤：腹腔内、胃肠壁内局限性肿块，与实质性脏器有明确分界，边界清楚，类圆形，均匀低回声，条状或较丰富血流信号。

超声价值

◆ 超声检查对于胃癌的诊断有一定局限性；

◆ 较大肿块超声检查有一定价值；

◆ 充盈法可观察病变浸润深度；

◆ 可作为消化道造影与胃镜的补充。

第三节　贲门失弛缓症

※ 病史

患者女性，82 岁，间断恶心、呕吐 30 余年，加重 10 天，查体：中上腹部压痛。

※ 超声

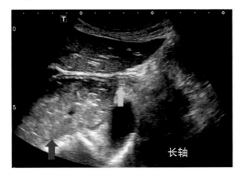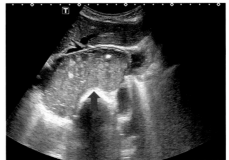

图 10-3-1　食管扩张（⬆），较宽处为 4.0cm，内容物潴留，下段管腔变窄，呈"鸟嘴状"（⬆）

超声诊断　食管扩张，下段管腔变窄（图 10-3-1）。

※ 其他影像——X 线造影

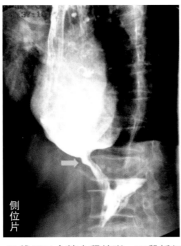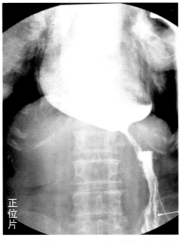

图 10-3-2　X 线显示食管全程扩张，下段纤细呈"漏斗状"（⬆），黏膜皱襞正常，管壁柔软

诊断　贲门失弛缓可能（图 10-3-2）。

※ 胃镜

检查时不能通过，行减压引流＋胃镜下球囊扩张术，术后贲门开放，镜下观察，黏膜光滑，皱襞正常。

临床诊断　贲门失弛缓症。

※ 评述

疾病概述

◆ 贲门失弛缓症是食管神经肌肉功能障碍所致的一种疾病；

◆ 原发性和继发性，前者是神经源性疾病，后者由迷走神经切断术、重症肌无力等引起；

◆ 临床表现：食物不能顺利通过贲门，食物潴留，食管壁肥厚、炎症、憩室、溃疡或癌变；

◆ 发生于任何年龄，青壮年多见，男女无差异；

◆ 诊断：临床＋X线造影＋胃镜；

◆ 治疗：药物、内镜、手术。

超声价值

◆ 声像图表现：食管高度扩张，内容物潴留，远段狭窄，管壁无增厚，局部无占位；

◆ 建议进一步检查。

第四节 肠息肉

※ 病史

患者男性，4 岁，便中带血 1 年余，查体：未见异常。

※ 超声

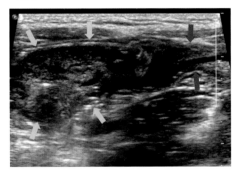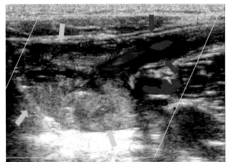

图 10-4-1 左侧腹腔实性肿物（⬆），可见蒂（⬆）及蒂内血流，与肠管关系密切

超声诊断 左侧腹腔实性肿物（图 10-4-1），考虑良性，肠管来源。

※ 肠镜

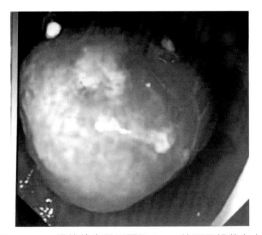

图 10-4-2 肠镜检查显示距肛 20cm 处可见粗蒂息肉

肠镜诊断 粗蒂息肉（图 10-4-2）。

※ 病理

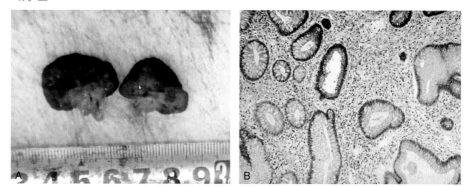

图 10-4-3　肠息肉病理组织图

A. 息肉呈灰红色，实性，质软；

B. 息肉内腺体不同程度囊性扩张，腺上皮分化成熟无增生或异型增生，间质内有大量炎细胞（HE，×100）

病理诊断　结肠幼年性息肉（图 10-4-3）。

※ 评述

疾病概述

◆ 幼年性息肉是结肠息肉的特殊类型，病理改变为结缔组织中大量黏液腺增生和黏液囊肿，是小儿便血的常见原因；

◆ 好发年龄 2 ~ 4 岁，约 80% 位于直肠、乙状结肠；

◆ 超声表现：腹腔带蒂实性肿物，与肠管关系密切；

◆ 长期便血，确诊须肠镜及病理。

第五节　肠套叠

※ 病史

患者男性，4 岁，阵发性腹痛，呕吐，右下腹包块。

※ 超声

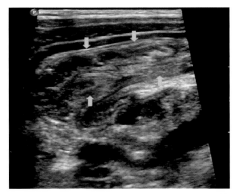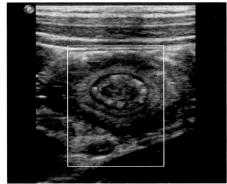

图 10-5-1　包块纵切呈"套筒征"（ ⬆ ），横切呈"同心圆征"

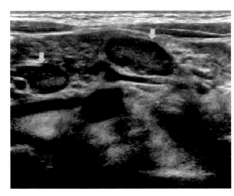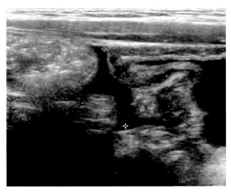

图 10-5-2　腹腔肠管间多发肿大淋巴结（ ⬆ ），腹腔少量积液（ ⬆ ）

超声诊断　肠套叠（图 10-5-1，图 10-5-2）。

临床治疗　空气灌肠后，透视下肠管复位，症状消失。

临床诊断　肠套叠。

※ 评述

疾病概述

◆ 常见于小儿外科急腹症，5 岁以下儿童多见；

◆ 小儿 90% 以上为原发，成年人 80% 以上为继发；

◆ 多为单发，一般与肠蠕动方向一致，即近端肠管套入远端肠管内（图 10-5-3）；

◆ 临床典型症状：阵发性腹痛、呕吐、血便、腹部包块；

◆ 多伴发肠梗阻；

◆ 部分肠套叠可自行恢复。

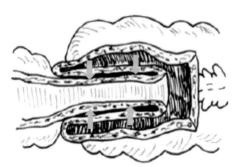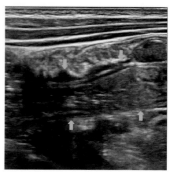

图 10-5-3　肠套叠形成示意图及声像图

近端肠管（⬆）套入远端肠管内

※ 病因

◆ 原发性：肠管无器质性改变，病因不明。可能诱因有：婴儿期系膜过长、肠功能
紊乱、肠系膜淋巴结肿大；

◆ 继发性：

小儿：原因有梅克尔憩室、肠重复畸形、肠道息肉、腹型过敏性紫癜等；

成年人：大多为肿瘤。

常见类型

◆ 回盲型：占 50% ~ 60%，回盲瓣、回肠、盲肠、阑尾、淋巴结等套入结肠内；

◆ 回结型：约占 30%，回肠末段套入结肠，盲肠、阑尾不套入。

超声表现

◆ 肠套叠包块：纵切呈"套筒征"，横切呈"同心圆征"；

◆ 可伴行表现：肠梗阻（套叠以上肠管扩张）、肿大淋巴结、腹水。"同心圆征"非肠
套叠特有，纵切有无"套筒征"可与其他疾病鉴别。

超声价值

◆ 诊断小儿肠套叠的首选影像学方法；

◆ 特征典型，准确率高，无创安全；

◆ 可判断套叠肠壁血运情况；

◆ 可发现伴发病变；

◆ 实时监视复位及复位后随诊。

另附病例 1

※ **病史**

患者男性，6 岁，阵发性腹痛，呕吐，无血便，右下腹包块。

※ **超声**

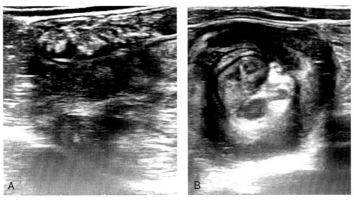

图 10-5-4 纵切面（图 A）显示"套筒征"；横切面（图 B）显示"同心圆征"

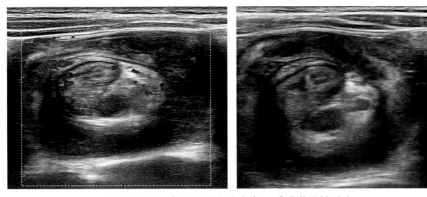

图 10-5-5 套叠肠壁血流丰富，系膜淋巴结肿大

超声诊断 肠套叠（图 10-5-4，图 10-5-5）。

第六节　肠淋巴瘤

病 例 1

※ 病史

患者女性，67 岁，间断上腹部胀痛伴腹泻 1 个月，既往 2011 年颈部淋巴结肿大，行淋巴结活检术，术后病理诊断为霍奇金淋巴瘤，正规化疗后完全缓解。

※ 超声

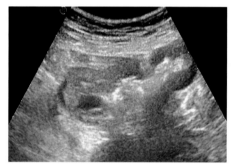
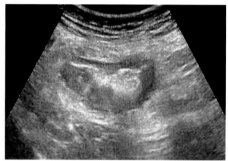

图 10-6-1　右下腹结肠肠壁增厚，较厚处为 1.0cm，中心可见气体强回声，呈"假肾征"

超声诊断　右下腹结肠肠壁增厚（图 10-6-1），建议进一步检查。

※ 其他影像——CT

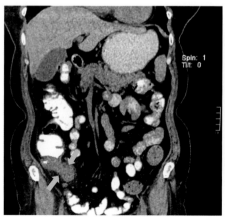
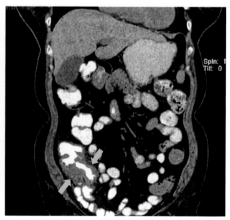

图 10-6-2　右下腹结肠肠壁增厚（ 👆 ），周围可见较大淋巴结影，簇状分布

CT诊断 右下腹结肠肠壁增厚伴周围多发淋巴结肿大（图10-6-2）。

※ **肠镜**

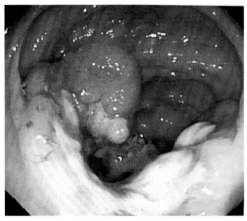

图 10-6-3 肠镜检查可见升结肠管腔狭窄，溃疡形成，病变处活检

肠镜诊断 升结肠占位（图10-6-3）。

※ **病理**

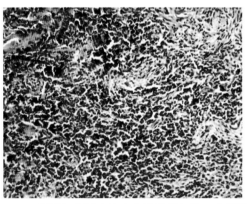

图 10-6-4 肠壁间大到中等大小淋巴样细胞，弥漫浸润，
细胞核有异型性，核仁、核分裂象易见（HE，×200）

病理诊断 结合免疫组化考虑（结肠）非霍奇金淋巴瘤（弥漫大B细胞淋巴瘤）
（图10-6-4）。

病 例 2

※ **病史**

患者女性，48 岁，2 个月前出现左侧下腹部疼痛，以痉挛性疼痛为主。

※ **超声**

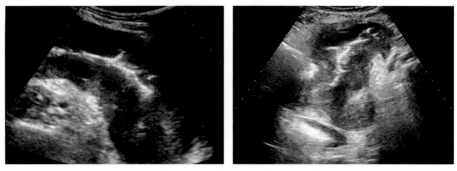

图 10-6-5　左下腹长条形肿块，中间条形强回声，病变范围长 20cm，厚 5.0cm

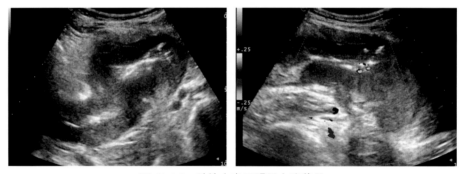

图 10-6-6　肿块内未见明显血流信号

超声诊断　左下腹结肠壁弥漫性增厚（图 10-6-5，图 10-6-6），建议进一步检查。

※ **其他影像——CT**

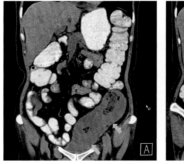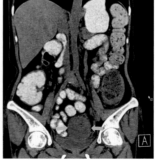

图 10-6-7　CT 显示直肠及乙状结肠肠壁弥漫性明显水肿、增厚（⬆），
肠壁分层，内可见液性低密度影，腹膜后可见小淋巴结影

CT 诊断　　直肠及乙状结肠肠壁增厚，伴腹膜后多发小淋巴结（图 10-6-7）。

肠镜病理　　（乙状结肠、直肠）非霍奇金淋巴瘤（肠病相关性 T 细胞淋巴瘤）。

病 例 3

※ 病史

患者男性，75 岁，无明显诱因出现上腹部饱胀不适，进食后明显。

※ 超声

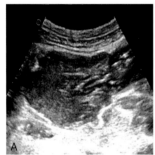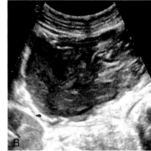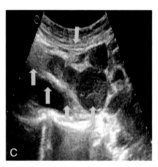

图 10-6-8　肝区结肠肠壁增厚（图 A），范围为 6.1cm×5.7cm，血流信号较丰富（图 B），
腹腔大血管旁多发肿大淋巴结（图 C），结构消失

超声诊断　　肝区结肠肠壁增厚伴腹腔多发淋巴结肿大（图 10-6-8），淋巴瘤？

CT 诊断　　升结肠及小肠内多发占位伴周围多发淋巴结肿大，考虑淋巴瘤，建议穿刺活检。

穿刺病理

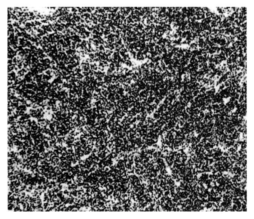

图 10-6-9　肠壁间可见小到中等大小淋巴样细胞弥漫浸润，细胞核有异型（HE，×100）

病理诊断 结合免疫组化考虑非霍奇金淋巴瘤（套细胞淋巴瘤）（图 10-6-9）。

※ 评述

疾病概述

◆ 可发生于各年龄段，中老年男性多见，病因尚不明确，可能与遗传和环境因素、病毒感染、免疫缺陷及某些肠道疾病有关；

◆ 起源于肠壁黏膜固有层、黏膜下层的淋巴组织，是淋巴瘤最常见的结外病变部位之一，多为非霍奇金淋巴瘤，回肠及回盲部好发，可能与回肠及回盲部黏膜下有丰富淋巴组织有关；

◆ 肠淋巴瘤主要在固有层、黏膜下层，沿肠壁长轴生长，向腔内外浸润，范围多较广泛，肠壁增厚，失去分层结构，可侵犯肠系膜或腹膜、大网膜，形成外生性肿物，可伴有周围淋巴结肿大，可引起肠腔狭窄或肠管扩张及肠套叠，肠道淋巴瘤由于缺乏成纤维反应，肠管仍能保持一定的扩张度和柔软度，可蠕动；

◆ 临床表现缺乏特异性，全身症状包括发热、盗汗、体重下降和乏力等，局部症状常表现为腹痛、腹泻、腹部包块、便秘、腹胀等，其他表现有肠梗阻、消化道出血、肠穿孔；

◆ 肠道淋巴瘤发病率低，且无特异性临床表现，病变大体形态多变且无特异性的检查方法，误诊率高，术前内镜活检及术后病理检查是诊断本病的主要手段；

◆ 治疗方案取决于病理类型、临床分期以及是否合并急症等，主要采用手术治疗、化放疗相结合以及靶向药物治疗相结合的综合治疗手段；

◆ 预后与病理类型、临床分期及治疗方法等因素有关，总体预后较其他肠道恶性肿瘤好。

超声表现

◆ 较特征声像图：

（1）肠壁增厚、范围较大，肠管柔软，有蠕动；

（2）单发或多发的肠壁肿块，多呈"假肾征"；

◆ 常伴周围淋巴结肿大，可伴腹腔积液、近端肠管扩张、肠套叠等。

超声价值

超声常为首诊检查方法，可提示肠壁增厚、盆腹腔淋巴结肿大、肠管扩张、病变范围，可动态观察肠管蠕动及肠壁柔软度，声像图典型者超声影像可提示淋巴瘤，与肠癌、克罗恩病、肠结核鉴别较困难，确诊须肠镜或腹腔淋巴结穿刺活检。

第七节　急性阑尾炎

病 例 1

※ **病史**

患者女性，34 岁，间断性上腹部疼痛 8 小时，伴恶心、呕吐、发热，最高至 39℃，查体：腹软，右下腹部压痛、反跳痛（＋）。

※ **超声**

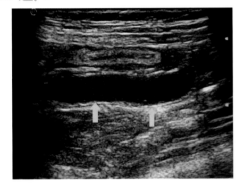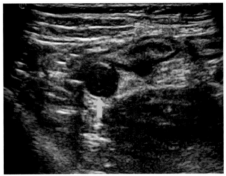

图 10-7-1　右下腹阑尾区盲管样结构（ ⬆ ），大小为 5.1cm×1.1cm，
边界清楚，横切呈同心圆征，周围未见明显积液

超声诊断　右下腹阑尾区盲管样结构（图 10-7-1），考虑阑尾炎。

※ **其他影像——CT**

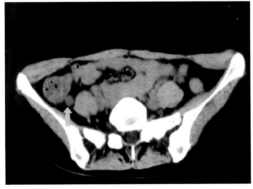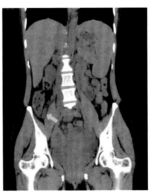

图 10-7-2　CT 显示右下腹可见阑尾形态饱满（ ⬆ ），周围未见明显积液

CT诊断 右下腹阑尾饱满（图10-7-2）。

※ **病理**

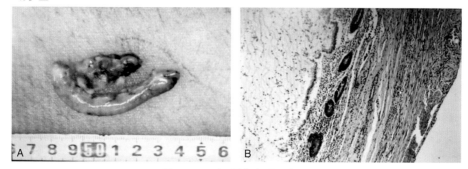

图10-7-3 阑尾炎病理组织图

A. 阑尾长7.3cm，直径1cm，浆膜面呈灰白、灰红色；
B. 各层有大量中性粒细胞浸润及充血水肿（HE，×40）

病理诊断 急性化脓性阑尾炎（图10-7-3）。

病 例 2

※ **病史**

患者女性，28岁，转移性右下腹疼痛1天，伴恶心、呕吐、发热，最高至38℃，查体：腹软，右下腹部压痛、反跳痛（+）。

※ **超声**

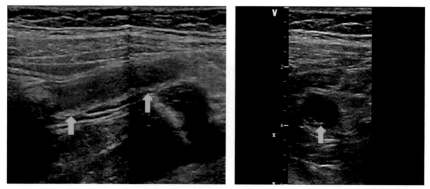

图10-7-4 右下腹阑尾区盲管样结构（⬆），大小为6.3cm×1.1cm，
边界清楚，横切呈同心圆征，腔内可见一高回声团（⬆），周围未见明显积液

超声诊断 右下腹阑尾区盲管样结构伴腔内高回声团（图10-7-4），考虑阑尾炎伴粪石。

※CT 及病理

CT 诊断 阑尾根部粪石影，远端阑尾增粗，考虑阑尾炎。

病理诊断 急性坏疽性阑尾炎及阑尾周围炎。

病 例 3

※ 病史

患者男性，61 岁，右下腹持续疼痛 7 天，不伴恶心、呕吐、腹泻、腹胀，查体：右下腹腹肌紧张，压痛阳性，无反跳痛，可触及一约 6cm×5cm 包块。

※ 超声

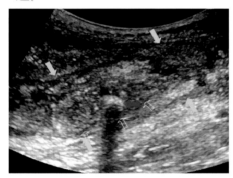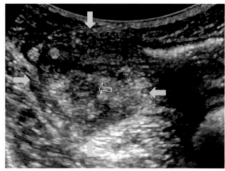

图 10-7-5 右下腹阑尾区不均质回声包块（⬆），大小为 8.8cm×5.6cm×4.0cm，边界不清楚，形态不规则，内部强回声团（⬆），阑尾结构不清楚，周围未见明显积液

超声诊断 右下腹阑尾区不均质回声包块（图 10-7-5），考虑阑尾炎伴周围脓肿。

※CT 及临床

CT 诊断 回盲部不规则包块影，考虑阑尾炎伴阑尾周围脓肿形成。

临床 抗感染、对症治疗。

※ 评述

疾病概述

◆ 急性阑尾炎居急腹症首位，其病因是梗阻和感染，阑尾是一细长管状结构，一端是盲端，当发生梗阻时，其远端的死腔很容易发生感染；

◆ 任何有急性腹痛或腹膜刺激征的患者在鉴别时均应考虑到此病；

- ◆ 临床要点：转移性右下腹痛，麦氏点肌紧张、压痛、反跳痛，发热，实验室检查：白细胞计数升高，中性粒细胞升高；
- ◆ 依据其病理改变，分为单纯性阑尾炎、化脓性阑尾炎、坏疽性阑尾炎；
- ◆ 正常阑尾很少能显示，阑尾一旦发炎时多可被超声检查显示，但超声表现难以区分其病理类型。

超声扫查要点

- ◆ 沿升结肠挤压扫查至回盲部，多断面扫查寻找阑尾；
- ◆ 阑尾多位于腰大肌前方或髂血管前方；
- ◆ 重点观察麦氏点、压痛点；
- ◆ 声像图特点：长轴盲管样、短轴同心圆样；
- ◆ 阑尾未显示时，可提示其间接征象；
- ◆ 密切结合临床及其他影像。

超声特点

- ◆ 阑尾肿胀，外径：成年人≥7mm，儿童≥6mm，阑尾壁厚≥3mm，探头加压不可压缩，局部压痛明显；
- ◆ 纵切呈盲管状结构，横切面呈圆形或同心圆形，中央无回声区代表积液或积脓；
- ◆ 阑尾穿孔时，局部不均质回声包块，压痛明显；
- ◆ 腔内可伴有粪石；局部可有渗液；局部肠管可有反应性改变；周围肠系膜淋巴结可肿大。

主要鉴别诊断

- ◆ 右侧宫外孕或卵巢黄体囊肿破裂：患者多为育龄女性，前者有停经史，无转移性右下腹痛，尿 HCG（＋）；后者常发生于月经中期，声像图表现为右侧附件区低回声或混合回声包块，盆腔积液，后穹隆穿刺可抽出不凝血；
- ◆ 急性胆囊炎；
- ◆ 输尿管结石；
- ◆ 消化道穿孔。

第八节 盲肠腺癌合并阑尾炎

※ 病史

患者女性，69 岁，转移性右下腹痛急诊入院，查体：右下腹深压痛。

※ 超声

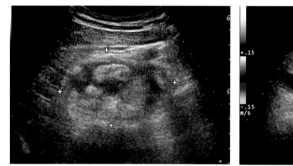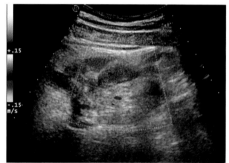

图 10-8-1 右下腹腔不均质回声包块，范围为 8.0cm×5.1cm，包块内少量血流信号

超声诊断 结合病史，考虑包裹性阑尾炎（图 10-8-1）。

※ 其他影像——CT

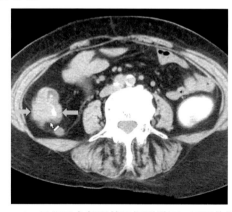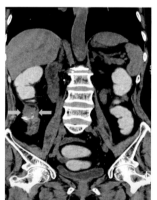

图 10-8-2 CT 显示回盲部肠管不规则增厚，可见软组织结节凸入肠管内（ ⬆ ），致管腔狭窄

CT 诊断 回盲部肿物（图 10-8-2）。

※ **病理**

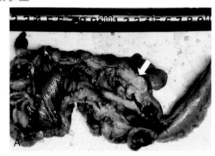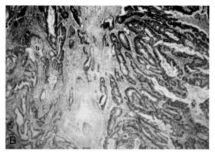

图 10-8-3　盲肠腺癌病理组织图

A. 右半结肠切除标本：部分小肠及部分结肠，可见一环肠型肿物，体积约为 5cm×4cm×3cm（↑），肿物切面呈灰白色，质脆，侵及全层；B.异型性细胞呈腺管样排列，腺管形态不规则（HE，×100）

病理诊断　盲肠腺癌，部分为黏液腺癌，合并阑尾炎（图 10-8-3）。

※ **评述**

◆ 回盲部好发疾病：炎症、结核、肿瘤；

◆ 回盲部肿瘤压迫或突入阑尾开口处，可致阑尾腔梗阻、压力增高，导致阑尾炎；

◆ 回盲部肿瘤合并阑尾炎时超声及临床表现与单纯阑尾炎相似，肿瘤易漏诊；

◆ 老年人回盲部异常回声，应高度警惕局部肿瘤。

另附病例 1

※ **病史**

患者男性，83 岁，转移性右下腹痛急诊入院。

※ **超声**

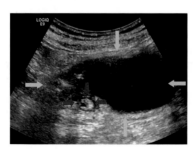

图 10-8-4　右下腹囊性为主包块（↑），内可见一肿大阑尾（↑）

超声诊断　阑尾炎伴周围脓肿（图 10-8-4）。

病理诊断　盲肠腺癌，阑尾炎。